KB051594

약의
과학

궁금증을 풀고
불안감을 떨치는

약의 과학

크리스티네 기터 지음 | 유영미 옮김

초사흘달

시작하며

궁금증을 풀고,
불안감을 떨치세요

현대인은 하루 평균 3.4회 약을 먹습니다. 이 수치는 연고를 바르거나 코에 스프레이를 뿌리는 등의 행위는 포함하지 않은 것입니다. 이미 여러 종류의 약을 복용 중인 독자라면 별로 놀랍지 않은 통계일지도 모르겠습니다. 그렇다면 다음의 통계는 어떤가요? 독일에서는 잘못된 약물 치료로 사망에 이르는 사람이 교통사고로 인한 사망자 수보다 더 많습니다. 교통사고를 예방하려는 노력은 1970년대부터 다방면으로 기울이고 있지만, 약물 치료의 피해를 줄이기 위한 노력은 정말이지 부족했습니다. 그 결과 다음과 같은 악순환이 이어지고 있습니다.

- 독일 연방 건강부가 발표한 자료에 의하면, 연간 외래 환자 100명당 일곱 건씩 약물 부작용이나 원치 않는 상호 작용이 발생합니다.
- 약물 부작용이나 상호 작용 때문에 병원에 입원하는 일이 연간 25만 건에 달합니다.
- 2016년 기준, 입원 환자의 병원비는 평균 4,500유로약 600만 원였습니다.

믿기 어렵겠지만, 조금만 노력하면 피할 수 있었을 부작용이나 약물 상호 작용 때문에 들어가는 비용이 연간 10억 유로가 넘습니다. 안타깝게도 목숨을 잃는 사람까지 있습니다. 독일은 약물 연구와 약물 처방에 해마다 수십억 유로라는 막대한 비용을 지출합니다. 특히 신약을 하나 개발할 때마다 엄청난 비용과 노력을 쏟아붓지요. 하지만 약을 먹는 환자들의 일상에서 무슨 일이 일어나는지에는 크게 관심을 기울이지 않는 듯합니다. 약사로서 이 점이 무척 놀랍습니다.

환자가 어떤 약을 왜 먹는지, 부작용은 어떻게 나타날 수 있는지 잘 모르는 채로 약을 먹으면, 약으로 말미암은 부작용을 또 다른 질병 증상과 혼동할 수 있습니다. 그러면 환자는 그 증상을 없애느라 새로운 약을 처방받게 되고, 이 약이 기존 약과 상호 작용하는 일이 얼마든지 일어날 수 있습니다. 그리고 약물 상호 작용으로 나타난 증상을 또다시 새로운 질병 증상으로 여기게 되면, 결국 연쇄적으로 약물 처방을 받게 됩니다.

이런 일을 방지하기 위해 독일 의사 협회 약품 분과 위원회는 약물 치료 안전성을 확립하고자 다양한 노력을 기울이고 있습니다. '메디케이션플랜'도 이 조처의 일환입니다. 메디케이션플랜은 환자가 28일 이상 세 가지 약을 동시에 처방받을 때, 의사에게 요구해 발급받을 수 있는 문서입니다. 이 문서에는 약물의 이름과 강도, 복용 시간과 복용 이유 등 중요한 정보들이 담겨 있어서 환자가 어떤 약물 치료를 받고 있는지 한눈에 살펴볼 수 있습니다.* 여러 가지 약을 복합적

* 우리나라에서는 건강보험심사평가원 홈페이지(www.hira.or.kr)의 '내가 먹는 약! 한눈에 알아보기' 서비스를 통해 최근 1년까지 자신이 처방받은 의약품을 모두 확인할 수 있다.

으로 처방받고 있는 환자가 전문의를 방문할 때마다 메디케이션플랜을 가져가면, 의사가 새로운 약을 처방할 때 이를 참고해 같은 약을 중복해서 처방하거나 상호 작용 가능성이 있는 약을 피하는 등 긍정적으로 활용할 수 있습니다. 약국에서 일반 의약품을 구매할 때도 메디케이션플랜을 참고하는 것이 좋습니다. 일반 의약품 중에도 상호 작용을 일으키는 것들이 있을 수 있으니까요.

이런 제도가 오래전에 정착됐더라면 좋겠지만, 아직은 약물 치료 안전성을 의식하는 것조차 초보적인 단계에 머물러 있고, 메디케이션플랜을 발급하는 것도 귀찮은 일쯤으로 치부하는 의사가 많습니다. 한 조사 기관이 환자들에게 메디케이션플랜을 발급해 주는 의사의 태도에 점수를 매기게 했더니 평균 2.3점이 나왔습니다. 환자가 메디케이션플랜을 요구했을 때 의사가 아무런 설명 없이 귀찮다는 듯 발급해 준 경우는 0점, 문서를 발급하면서 시간을 들여 친절하게 설명해 준 경우는 10점으로 점수를 매긴 결과였습니다. 상황이 이러니 환자들이 약에 관해 올바른 정보를 얻기가 어려울 수밖에요. 환자가 꼭 알아야 할 정보는 무엇일까? 환자는 무엇을 궁금해할까? 일상적으로 취해야 할 중요한 조처는 없을까? 의사와 약사는 이런 물음을 스스로 던져야 합니다. 약을 처방하고 짓는 일만 중요하게 여길 것이 아니라 병원 밖에서, 혹은 환자가 약국 문을 나선 뒤에 벌어질 수 있는 일도 염두에 두어야 합니다.

모든 사람이 자신이 복용하는 약에 대해 올바로 알고 안정적으로 치료에 임한다면, 원치 않는 부작용을 걱정하는 일도 훨씬 줄어들 것입니다. 그러기 위해 약을 먹는 사람들도 그저 무심히 복용하지 말고, 궁금한 것이 있으면 해결하려고 노력해야 합니다. 약국에서 약을 구매할 때 약사의 복약 지도를 흘려듣지 말고, 궁금한 점은 꼭 물어보고, 의약품 첨부 문서를 꼼꼼히 읽는다면 도움이 될 것입니다.

이 가운데 가장 효과적인 방법은 약사에게 문의하는 것입니다. 특히 병원에서 처방받은 약의 정보를 단골 약국에 저장해 두면, 적절한 조언을 얻는 것은 물론이고, 혹시 있을지 모르는 상호 작용도 금방 드러날 것이며, 대처 방법도 약사와 상담할 수 있습니다. 단골 약국이 없더라도 약에 관해 궁금한 것이 있으면 적극적으로 약국에 문의하기를 권합니다.

그리고 이 책을 읽는 것도 분명 도움이 될 것입니다. 저는 독자들이 약에 관한 궁금증을 풀고 불안감을 떨치기를 바라며, 그리하여 더욱 현명하게 치료에 임하기를 기대하며 이 책을 썼습니다. 약은 우리 몸속으로 들어가 긴밀하게 작용합니다. 따라서 언제 어떻게 복용하는지가 치료의 성패를 좌우하기도 합니다. 의사에게 처방받아야만 살 수 있는 전문 의약품이든, 약국에서 간편하게 살 수 있는 일반 의약품이든, 제대로 복용해야 효과도 제대로 볼 수 있습니다. 독자들이 안전하고 정확하게 약을 이용하는 데 이 책이 조금이라도 보탬이 된다면 더없이 기쁘겠습니다.

차례

3부 어떤 약을 어떻게 만들까?

4부 우리 집에 필요한 가정상비약

1부

알약, 여행을 떠나다

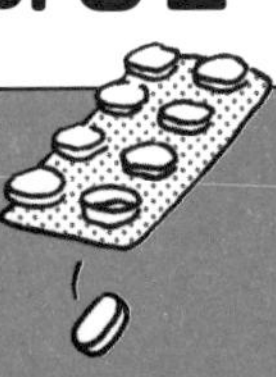

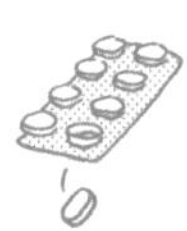

1

알약 삼키기를 힘겨워하는 그대에게

사람들은 일상적으로 뭔가를 삼킵니다. 침을 삼키고, 커피를 삼키고, 고기, 채소, 과일을 삼키지요. 입과 목 근육의 협연을 통해 음식물을 삼켜 식도로 넘기는 과정은 대부분 아주 자연스럽게 일어나므로 특별한 경우가 아니면 걱정할 일이 없습니다. 오히려 빵을 거의 씹지도 않고 급하게 삼키는 게 문제지요. 우리 집에도 그런 사람이 있습니다. 그는 모닝

빵을 채 두 번도 씹지 않고 삼켜 버립니다. 그런데 빵 대신 작은 알약이 식탁 위에 놓이는 순간, 사정이 달라집니다. 빵을 삼키던 기백은 어디로 갔는지, 괜히 주춤거리며 죄 없는 알약을 노려보다가, 마침내 결심했다는 듯 특유의 안무와 함께 알약과 한바탕 전투를 벌입니다. 나름대로 박력 있게 고개를 젖히며 입안에 알약을 던져 넣고는 율동적으로 재채기 발작을 한 다음 큰 소리로 욕을 퍼붓는데, 대개는 알약이 승리를 거머쥡니다.

알약 삼키는 게 뭐가 어렵냐고 하는 사람도 있겠지만, 의외로 성인 세 명 중 한 명이 알약 삼키는 데 어려움을 겪는다고 합니다. 그런 사람들은 알약을 삼키면서 구역질을 하기도 하고, 식도에 알약이 걸려 괴로워하거나 정말로 구토를 하기도 합니다. 오죽하면 성인 열 명 중 한 명이 약 먹기를 아예 포기해 버렸다는 통계가 있을까요.

그래서 독일 연방 교육 연구부는 2015년에 알약 삼키기를 주제로 첫 학술 연구를 시작했습니다. 복용하기 어렵다는 이유로 많은 알약이 쓰레기통 신세를 지는 일도 문제지만, 약물 치료가 제대로 이루어지지 않으면 더 큰 문제를 불러올 수 있는 만큼, 꼭 필요한 연구였습니다.

이 연구의 한 과정으로 하이델베르크 대학교 약학과 교수 발터 해펠리는 18~85세까지 자원자 151명을 모집해 크기와 형태가 다른 16종의 가짜 약을 삼키게 했습니다. 결과는 예상대로였습니다. 알약 혹은 캡슐의 크기가 클수록 문제도 컸습니다. 그리고 동그란 알약이 길쭉한 알약보다 잘 넘어가지 않았습니다. 무엇이 문제일까요? 알고 보니 꼭 목구멍이 문제라기보다는 머릿속 생각이 문제였습니다. 그렇기에 적절한 기교를 쓰면 알약을 복용하기가 한결 쉽습니다. 여기, 해펠리 교수가 제안한 알약 삼키기 기술을 소개합니다. 모두 학술적으로 입증된 방법입니다.

캡슐제 쉽게 삼키기

캡슐제는 고개를 숙이며 삼킬 때 가장 쉽게 넘어갑니다. 약 성분을 한 덩어리로 꼭꼭 뭉쳐 놓은 정제와 달리 캡슐제 안에는 약물 알갱이들이 느슨하게 담겨 있으며, 어느 정도 공기가 섞여 있습니다. 그래서 대개 정제보다 캡슐제가 더 가볍습니다.

지금 캡슐제를 가지고 있다면 간단한 실험을 해 볼까요? 먼저, 컵에 물을 담습니다. 물의 양은 크게 한 모금 마실 정도면 됩니다. 그런 다음 캡슐제를 컵에 떨어뜨립니다. 어떻게 될까요? 그렇습니다, 캡슐제가 물에 뜹니다.

물을 머금은 입안에서도 똑같은 일이 일어납니다. 고개를 숙이면 목구멍이 위쪽으로 옵니다. 그래서 캡슐제가 물에 뜬 채 목구멍 앞에 이르러 물과 함께 목구멍을 타고 쉽게 내려갑니다. 하지만 고개를 뒤로 젖힌 상태에서는 목구멍이 아래에 있으므로 물이 먼저 목구멍으로 내려가 버려서 캡슐제는 이동 수단을 놓치게 됩니다. 물 없이 홀로 목구멍 앞에 남겨진 캡슐제는 목젖을 자극하고, 이로 인해 구역질이 나며 약이 도로 튀어나오고 마는 것입니다.

캡슐제는 고개를 숙이고 삼킨다.

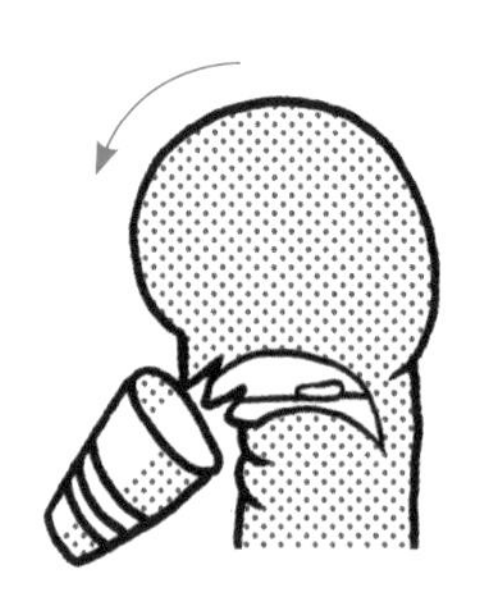

정제 쉽게 삼키기

이번에는 컵이 아니라 플라스틱 물병을 준비합니다. 입구가 너무 큰 것은 안 되고, 생수병 정도가 적당합니다. 생수병에 물을 담아 준비한 다음 알약정제을 혀 위에 놓습니다. 그리고 물병을 입술로 감싸고 물을 쭉 빨아들입니다. 이때, 물병으로 공기가 들어가지 않도록 하는 게 중요합니다. 즉, 물을 빨아들인 만큼 물병이 찌그러지게 해야 합니다. 이제 물을 꿀꺽 삼키면 알약도 자동으로 쑥 미끄러져 내려갈 것입니다.

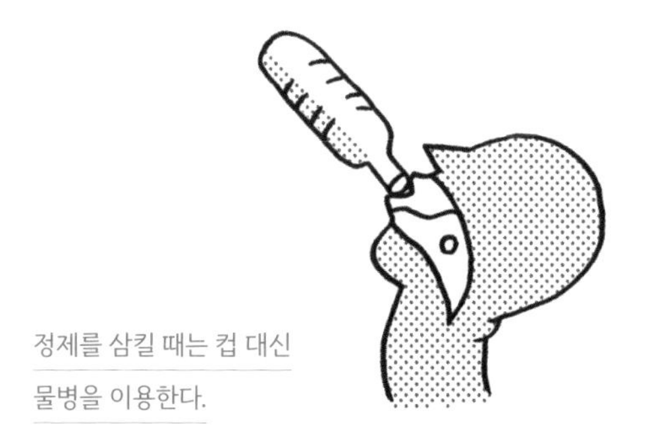

정제를 삼킬 때는 컵 대신 물병을 이용한다.

해펠리 교수의 연구에 참여했던 사람 중 90% 이상이 고개를 숙였을 때 캡슐제를 더 쉽게 삼킬 수 있었다고 대답했습니다. 또 참가자의 약 3분의 2가 컵 대신 물병을 이용하는 방법이 도움이 됐다고 했습니다. 물론 이런 방법으로도 잘 안 되는 사람이 있을 것입니다. 그런 사람들을 위해 몇 가지 조언을 덧붙입니다.

- 약을 먹을 때는 물을 넉넉하게 준비하세요. 150~200㎖ 정도면 적당합니다. 물을 너무 적게 머금었다가 삼키면 알약이나 캡슐이 끈적해져서 식도에 걸리기 쉽습니다. 약을 먹기 전에 물을 크게 한 모금 삼키면 점막이 촉촉해집니다. 그런 상태에서 충분한 물을 동원해 약을 먹으면 잘 넘어갑니다.
- 빵을 한입 베어 물고 곤죽이 될 정도로 오래 씹습니다. 그런 다음에 알약을 입에 넣고 빵과 함께 삼킵니다. 또는 바나나 한 조각을 우물거리다가 약을 넣고 삼키는 것도 좋은 방법입니다. 사과잼이나 푸딩, 떠먹는 요구르트와 함께 먹어도 됩니다. 그런 다음 잊지 말고 꼭 물을 마십니다. 단, 공복에 복용해야 하는 약은 이렇게 먹으면 곤란합니다.
- 알약을 혀에 놓고 너무 가늘지 않은 빨대를 사용해 물을 빨아들이면 물병을 이용할 때와 비슷한 효과를 볼 수 있습니다.
- 시중에 유통되는 제품 중에 알약을 코팅하는 메드코트med coat라

는 게 있습니다. 마치 콘돔을 씌우듯 알약을 감싸 나쁜 맛을 가려주는 기발한 제품입니다. 또 입안이 건조한 상태보다는 침이 많은 상태에서 약을 삼키기가 훨씬 쉬운데, 메드코트는 레몬 맛, 딸기 맛 등 약간 신맛이 나므로 타액 분비를 자극하는 효과도 볼 수 있습니다. 다만, 하루에 복용하는 알약이 한두 알이 아닐 경우 먹을 때마다 메드코트를 사용하면 돈이 많이 든다는 크나큰 단점이 있습니다.

- 그 어떤 방법도 도움이 안 되거나 뇌졸중 후유증처럼 질병으로 말미암아 삼킴곤란 증세가 나타난 사람이라면 반드시 의사와 상의해야 합니다.

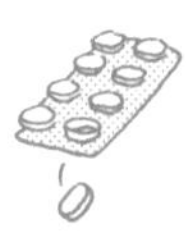

2

한 알로 뭉쳐 놓은 데는 이유가 있다

독일에서 소비되는 알약 네 알 중 한 알은 온전한 상태로 이용되지 않는다는 통계가 있습니다. 사람들이 알약을 쪼개서 삼킨다는 뜻이지요. 알약을 쪼개서 복용하는 이유는 여러 가지입니다. 아이나 노인의 경우 적정 용량을 넘지 않게 하려고 약을 쪼개 복용하기도 합니다. 투약 용량을 조금씩 늘리거나 줄여 나가야 하는 상황도 있습니다. 가령 갑작스럽게

끊으면 부작용이 생길 수 있는 약은 서서히 줄여 나가는 것이 중요합니다. 이런 경우라면 약을 반드시 쪼개야만 할 수도 있습니다. 때로는 작게 쪼개야 쉽게 삼킬 수 있어서 그렇게 하기도 합니다.

그러나 이보다 더 흔한 이유는 놀랍게도 돈 때문입니다. 이는 유효 성분 함량이 가격과 비례하지 않아서 생기는 일입니다. 예를 들어 독일에서 흔히 처방되는 콜레스테롤 저하제 20mg짜리 한 알은 0.18유로인데, 같은 약 40mg짜리 한 알은 0.23유로입니다. 즉, 유효 성분이 2배라고 해서 가격도 2배인 것은 아니라는 얘기지요. 따라서 유효 성분 함량이 높은 약을 사서 반으로 나눠 먹으면 약값을 아낄 수 있습니다. 의사는 자기가 처방하는 약의 총량을 맞추는 데 아무 문제가 없고, 환자는 약값을 아낄 수 있으니 알약 분할 처방을 마다할 이유가 없습니다.

하지만 모든 약을 이렇게 나눠 먹어도 되는 것은 아닙니다. 해펠리 교수가 총 3,158종류의 서로 다른 약을 먹는 환자 905명을 대상으로 조사한 결과, 전체 알약의 25%를 쪼개서 먹는 것으로 집계됐는데, 대부분 약을 처방한 의사의 지시로 그렇게 하고 있었습니다. 그래서인지 약을 쪼개 먹어도 아무 문제가 없을지 생각해 본 사람은 거의 없었습니다. 그런데 쪼개서 복용한 알약 중 약 9%는 분할선이 없는 것, 다시 말해 처음부터 분할 복용을 아예 고려하지 않고 만든 약으로 드러났습니다. 심지어 이 가운데 4%는 절대로 쪼개면 안 되는 약이었습니다.

어떤 알약을 쪼개도 되는지는 의사도 환자도 100% 알 수가 없습니다. 조사에 응한 환자 중 83%가 쪼개서는 안 되는 알약이 있다면 동봉된 첨부 문서사용 설명서에 그 내용이 적혀 있지 않겠느냐고 대답했습니다. 하지만 기대와 달리 독일에 유통되는 약의 사용 설명서 중 3분의 1 정도에만 분할 가능 여부가 적혀 있습니다. 심지어 이 중요한 사항을 알려 주기는커녕 자기들이 만든 알약에 '장식'으로 금을 그어 놓는 제조사도 있습니다. 비슷하게 생긴 다른 알약과 구분하기 위한 용도라고는 하지만, 이런 금 때문에 혼란이 가중되는 것이 사실입니다. 알약 한가운데를 가로지르는 금을 본 환자가 이를 분할선으로 여기는 것도 이해가 갑니다. 그러니 제약 회사는 장식으로 알약에 금을 표시하지 말았으면 좋겠습니다. 뭔가를 꼭 표시해야 한다면 차라리 작은 꽃무늬나 점무늬가 나을 것입니다.

쪼개면 안 되는 약

어떤 알약은 위산에 녹지 않도록 표면이 코팅되어 있습니다. 위를 무사히 빠져나간 뒤, 장에서 녹게끔 말이죠. 이런 약을 반으로 쪼개면 애써 코팅한 게 무의미해집니다. 또, 유효 성분이 조금씩 빠져나와 천천히 지속해서 혈액에 도달하도록 제조된 약도 있습니다. 이런 약은 번거롭게 하루 세 번 복용할 필요 없이 한 번만 먹으면 됩니다. 이 같은 효과를 내는 약은 한 알에 3배의 유효 성분이 담겨 있습니다. 그러므로 이런 알약을 쪼개 먹으면 하루 용량 전체가 갑작스레 혈액에 흡수되는 결과를 낳습니다. 고혈압약 같은 경우 이런 식으로 잘못 먹었다가는 혈압이 갑자기 곤두박질칠 수 있습니다. 약에 따라서는 코팅 막이나 그 밖의 구조를 파괴하는 행위가 심각한 부작용을 초래하기도 하고, 더러는 약효가 완전히 없어지는 것도 있습니다.

한편 약을 삼킬 때 구역질이 나서 힘든 경우라면 알약을 쪼개도 상황이 별로 달라지지 않습니다. 오히려 온전한 약보다 쪼갠 부분의 모서리가 거칠어서 구역질이 더 심해질 수 있습니다. 그리고 쪼개도 되는 약이라고 해서 모두 가루로 만들어도 되는 건 아닙니다. 그러니 약을 분할 또는 분쇄해서 복용하고 싶다면 반드시 약국에 문의하기 바랍니다.

사실, 매일 약을 취급하는 의약계 종사자들도 약을 나누는 문제로 고충을 겪습니다. 항암제를 포함한 많은 약이 CMR 물질이기 때문이죠. CMR란, carcinogenicity발암성, mutagenicity돌연변이 유발성, reproductive toxicity생식 독성의 약자입니다. 알약을 쪼갤 때는 눈에 보이지 않는 미세한 가루가 생겨 흩날리는데, 주의하지 않으면 이 가루를 흡입할 수 있습니다. 그러므로 CMR 물질을 함유한 알약은 절대로 쪼개거나 변형해서는 안 됩니다.

전문가처럼 알약 쪼개기

꼭 필요한 경우가 아니라면 알약을 쪼개지 않는 것이 좋습니다. 그래도 쪼개야만 한다면 다음 방법을 참고하세요.

- 의약품 첨부 문서에서 분할 복용 가능 여부를 반드시 확인합니다. 쪼개도 된다고 명시되지 않은 것은 임의로 다루지 말고 약국

에 문의해야 합니다.

- 캡슐제, 당의정, 피부에 붙이는 경피 흡수제는 절대로 자르면 안 됩니다.
- 알약에 분할선이 한 개만 있으면 반드시 절반으로만 쪼개야 합니다. 더 쪼개면 부스러기가 생기고, 정확하게 같은 크기로 나누기도 어렵습니다. 그러면 용량을 제대로 조절할 수 없습니다.
- 손가락 기능에 문제가 없는 한 대부분 분할선을 따라 손으로 너끈히 알약을 쪼갤 수 있습니다. 알약의 모양에 따라 쉽게 쪼개는 요령이 다른데, 아래 그림을 참고하세요. 이때, 빠르고 힘있게 압

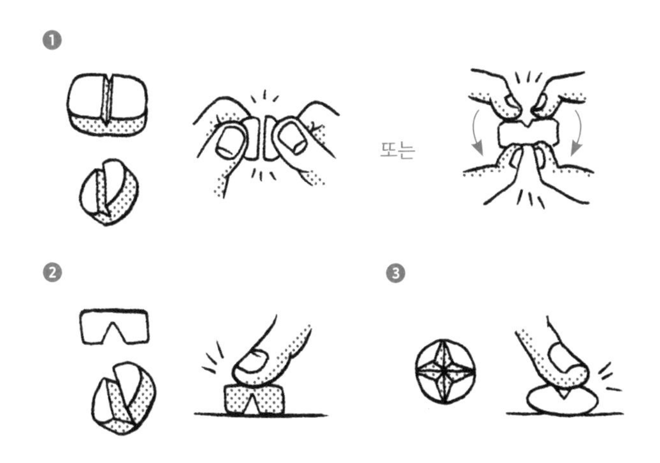

분할 복용해도 되는 알약은 대부분 손가락으로 쉽게 쪼갤 수 있다.

력을 가하는 것이 요령입니다. 주춤거리며 천천히 누르면 힘이 더 많이 들고, 알약이 들쭉날쭉하게 쪼개져서 용량을 정확하게 조절하기 어려워집니다.

- 작고 둥근 알약은 손가락 힘만으로 쪼개기가 어려울 수 있습니다. 또, 환자 여섯 명 중 한 명은 손가락 기능이 온전하지 않다는 통계가 있습니다. 이럴 때는 다른 수단을 동원하는 게 좋습니다. 보통 성인의 손가락 힘으로 쉽게 쪼갤 수 있는 알약은 손에 쥐기 좋고 끝부분이 평평한 물건으로 누르면 더 쉽게 쪼갤 수 있습니다. 발포 비타민 통처럼 손에 딱 들어오는 원통 모양 물건이면 적당합니다. 이때, 힘을 너무 세게 가하면 약이 분할선을 따라 반으로 나뉘는 게 아니라 그냥 산산이 부서질 수 있으니 주의하세요.

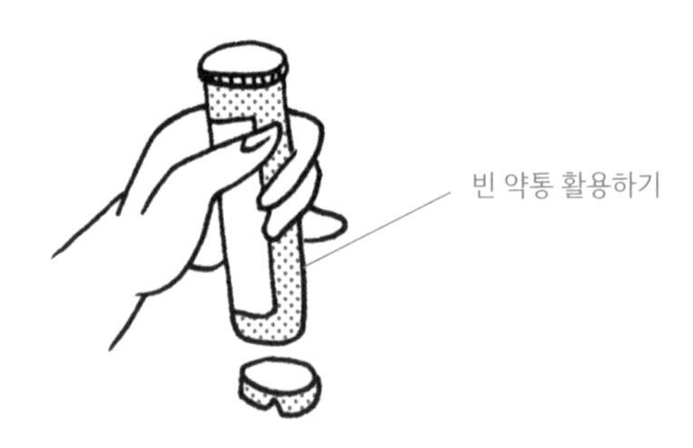

- 독일 약학 연구소가 알약 쪼개는 방법을 연구한 결과, 가정에서

흔히 사용하는 부엌칼로 자르는 것도 상당히 좋은 방법으로 확인됐습니다. 이때, 칼날은 너무 예리하지 않은 것이 좋고, 약을 올려놓는 받침대는 부드러운 것이어야 합니다. 이 두 가지 조건만 만족하면 부엌칼로도 전문가처럼 알약을 쪼갤 수 있습니다.

- 시중에 유통되는 알약 절단기를 이용하면 간편하고 깔끔하게 약을 쪼갤 수 있습니다.
- 이 방법, 저 방법 다 제대로 못 하겠다면 약국에 가져가 도움을 청하세요.

먹고 남은 조각 처리하기

약 성분은 대체로 햇빛이나 습기에 민감하게 반응합니다. 그런데 약을 쪼개면 절단된 부분이 빛과 습기에 쉽게 노출됩니다. 햇빛이나 습기에 특히 민감한 성분이라면 다음 복용 때까지 기다리는 동안 변질될 수 있습니다. 가령 두통약을 쪼개서 반 알만 먹고 나머지 반은 다음에 다시 두통이 찾아올 때 먹으려고 보관해 두었다고 가정해 봅시다. 이렇게 며칠 또는 몇 주가 지나는 동안 약효가 점점 떨어질 수 있습니다. 남은 반 알을 원래의 포장 용기에 잘 싸 놓을지라도 소용 없습니다. 처음과 같은 밀봉 상태가 안 되니까요. 분할한 알약은 먹다 남은 요구르트와 같습니다. 한 번 개봉한 요구르트는 냉장고에 잘 넣어 두어도 뚜껑을 열지 않은 것보다 품질 유지 기한이 짧아집니다. 약도 마찬가지입니다.

분할해서 공기 중에 노출된 약의 유효 성분이 시간에 따라 얼마나 손실되는지는 정확히 예측할 수 없습니다. 그래서 의약품 첨부 문서에도 알약을 반으로 쪼갠 뒤 얼마 동안 보관해도 되는지는 명시하지 않습니다. 그러니 분할 복용하는 경우 남은 반 알은 예정된 다음 투약 시간에 바로 먹는 게 가장 좋습니다. 만약 다음 복용 때까지 며칠이 걸린다면 폐기하는 편이 낫습니다.

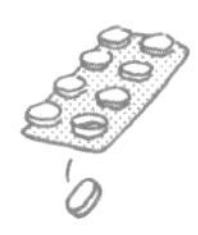

3

약은 꼭 물하고만 먹어야 할까?

과일은 건강에 좋습니다. 우유는 피곤한 사람에게 생기를 불어넣어 줍니다. 가볍게 술 한잔하자는 요청은 거절하기 어렵습니다. 하지만 약을 복용 중인 사람은 몸에 좋다는 구기자를 먹었다가 오히려 응급실 신세를 지는 수가 있습니다. 우유 역시 사람을 축 늘어지고 의욕 없게 만들기도 하며, 자몽과 포멜로는 근육을 분해할 수도 있다고 합니다. 한편 의

약품 첨부 문서에 적힌 "알코올이 해당 약물의 작용을 강화할 수 있습니다."라는 말은 알코올을 권하는 게 아니라 멀리하라는 뜻입니다. 자, 이쯤 되면 눈치챘을 것입니다. 이번 장에서는 약품과 식품 사이의 상호 작용을 살펴보려 합니다.

자몽이나 우유, 차 같은 소위 '건강에 좋다'는 식품을 약과 함께 먹으면 위험하다는 말은 사실일까요? 유감스럽게도 그렇습니다. 약품과 식품의 상호 작용은 약품끼리의 상호 작용보다 훨씬 복잡합니다. 약품은 성분이 명확합니다. 주로 한 가지 화합물로 이루어졌지요. 그래서 약물끼리의 상호 작용에서는 하나의 물질이 또 하나의 물질과 반응합니다. 이런 상호 작용의 결과는 비교적 쉽게 예측할 수 있습니다. 이와 달리 한 끼 식사에 포함된 화합물은 수백 가지나 됩니다. 토마토 한 개만 해도 95%의 물과 비타민, 미네랄 외에 구연산, 루테인, 올레산, 리놀산, α-아미린, β-아미린 등 수십 가지 물질을 함유하고 있습니다. 자연은 정말이지 통이 큽니다. 사정이 이렇다 보니 투입된 약품과 상호 작용할 잠재적인 반응 파트너들이 너무나 많습니다. 다행히도 식품 대부분은 문제가 없습니다. 하지만 개중에는 약품과 결합하면 위험해지는 것들이 더러 있습니다.

우유

우유를 대표 주자로 내세웠지만, 실은 칼슘을 조심하라는 이야기를 하려고 합니다. 우리가 약을 먹으면 약 성분이 체내에 흡수됩니다. 그런데 약 성분 중에는 칼슘과 결합해 몸집을 키우는 것들이 있습니다. 몸집이 너무 커지면 장 점막을 통과하지 못합니다. 다시 말해 체내에 흡수되기 어려운 복합체가 되는 것이죠. 그러면 혈액에 도달하는 유효 성분의 양이 적어지고, 유효 성분이 너무 적으면 치료 효과가 떨어질 수밖에 없습니다.

칼슘을 조심해야 하는 대표적인 약은 다음과 같습니다.

레보티록신(levothyroxine)

레보티록신은 갑상샘 저하증갑상선 기능 저하증 환자가 복용하는 갑상샘 호르몬제로, 칼슘과 상호 작용하면 효과가 떨어지는 대표적인 약입니다. 갑상샘 저하증이 개선되지 않으면 추위를 많이 타고, 의욕이 없고, 축축 늘어지며, 체중이 늡니다. 앞에서 우유가 사람을 피곤하게 할 수 있다고 한 게 바로 이 얘기입니다.

몇 가지 항생제

항생제를 복용한다고 해서 무조건 우유를 피해야 하는 건 아닙니다. 독시사이클린doxycycline, 시프로플록사신ciprofloxacin, 노르플록사신norfloxacin처럼 칼슘과 반응하는 일부 항생제에 대해서만 조심하면 됩니다. 전문가가 아닌 이상 항생제 이름을 일일이 외우고 있지는 않을 것입니다. 그러니 항생제를 처방받았다면 약사의 복약 설명을 주의 깊게 듣고, 우유를 먹어도 되는지 물어보세요.

비스포스포네이트(bisphosphonate)계 약품

척추동물의 뼈는 그저 자라기만 하는 것이 아니라, 오래된 뼈를 파괴해서 흡수한 다음 새로운 뼈를 만들어 냅니다. 신체에서 오래된 뼈를 파괴해 흡수하는 세포를 '파골 세포', 새로운 뼈를 형성하는 세포를 '조골 세포'라고 합니다. 그런데 골흡수 속도가 골형성 속도보다 빠르면 뼈에 구멍이 생기고 약해지는 골다공증이 생깁니다. 따라서 파골 세포의 골흡수 작용이 과다하게 일어나지 않게끔 억제하면 골다공증을 예방할 수 있습니다. 이 같은 골흡수 억제제로 쓰이는 것이 비스포스포네이트계 약품이며, 대표적인 골다공증 예방 및 치료 약물로 손꼽히는 알렌드론산alendronate이 여기에 속합니다.

골다공증 치료제와 우유를 같이 먹었다고 해서 곧바로 눈에 띄게 나쁜 증상이 나타나지는 않겠지만, 약효가 떨어지는 것은 사실입니다. 약 성분이 제대로 흡수되지 않으면 뼈에 작용하는 유효 성분이 그만큼 적어집니다. 그러면 다음번 정기 검진 때 골밀도가 감소했다는 뼈아픈 소식을 들을지도 모릅니다. 심하면 뼈가 부러질 수도 있습니다.

칼슘이 많이 함유된 식품을 꼭 먹어야 한다면 약 먹기 전후 약 2시간, 더 좋게는 3시간의 간격을 두고 섭취해야 합니다. 유제품뿐 아니라, 칼슘이 많이 든 미네랄워터도 마찬가지입니다. 생수병이 가까이 있다면 병에 붙은 라벨을 살펴보세요. 제품마다 조금씩 다르긴 하지만 칼슘, 칼륨, 나트륨, 마그네슘 같은 무기물의 함량이 표시되어 있을 것입니다. 앞에서 언급한 약을 복용 중이라면 1ℓ당 칼슘 함량이 150mg 이하인 미네랄워터를 선택해야 합니다.

커피

커피를 조심해야 하는 까닭은 알다시피 카페인 때문입니다. 커피 외에도 녹차, 홍차, 마테차 등 많은 사람이 즐겨 마시는 여러 종류의 차와 에너지 드링크에도 카페인이 있습니다. 카페인에 민감한 사람은 커피 한 잔만 마셔도 심장이 마구 뛰고 밤에 잠을 못 이루며 불안증을 겪기도 합니다. 반대로 하루에 커피를 몇 잔씩 마시고도 잠만 잘 자는 사람도 있습니다. 하지만 평소에 마음껏 커피를 즐기는 사람도 특정 약을 복용한 뒤에는 카페인 탓에 잠을 못 이룰 수 있습니다.

우리 몸속으로 들어간 모든 것은 어떤 식으로든 밖으로 나와야 합니다. 나오지 않고 몸속에 쌓여 있으면 탈이 납니다. 즉, 우리가 뭔가를 삼켜서, 그 속에 있던 성분이 장 점막의 작은 구멍들을 통해 혈액으로 유입된 다음, 제 할 일을 무사히 마쳤다면, 이 물질은 이제 몸 밖으로 나와야 합니다. 하지만 임무를 마친 물질들이 들어간 경로를 그대로 되짚어 나올 수는 없습니다. 배출 경로는 따로 있습니다. 그 경로를 쉽게 빠져나오려면 제대로 분해돼야 합니다. 바로 이때, 간이 중요한 작용을 합니다. 간은 우리 몸을 깨끗하게 유지하느라 늘

부지런히 일합니다. 쓸모를 다했거나 해로운 물질이 몸에 쌓여 문제를 일으키기 전에 이들이 몸 밖으로 문제없이 빠져나갈 수 있게끔 분해하는 것이 간의 역할 중 하나입니다.

간은 수많은 체내 효소를 동원해 각종 물질을 적절히 분해하는데, 효소마다 담당 물질이 정해져 있습니다. 카페인을 분해하는 것은 사이토크롬 P450cytochrome P450이라는 효소 가족의 일원인 CYP1A2cytochrome P450 1A2 효소입니다. CYP1A2가 없으면 그 누구도 커피나 차, 초콜릿을 지금처럼 즐길 수 없을 것입니다. 카페인이 분해되지 않고 계속해서 몸속에 쌓이면 결국에는 심장이 발작을 일으킬 테니까요.

평소 카페인에 딱히 영향받지 않는 사람이라도 간혹 커피를 너무 진하게 많이 마셨을 때, 잠이 오지 않는 경험을 한 적 있을 것입니다. 대개 이 같은 각성 증상은 잠시 나타났다가 사라집니다. 카페인의 양이 많다 보니 평소보다 분해 시간이 좀 더 걸리는 것뿐입니다.

그런데 일부 약품은 CYP1A2의 활동을 방해하는 성분을 함유하고 있습니다. 이런 약을 먹으면 이야기가 달라집니다. CYP1A2가 일을 못 하게 되므로 섭취한 카페인이 그대로 몸속에 쌓입니다. 그러면 약효가 다 사라지고 CYP1A2가 다시 일을 시작해 쌓여 있는 카페인을 모두 분해할 때까지 꽤 오랫동안 가슴이 뛰고, 불안하고, 잠이 안 오고, 흥분 상태가 계속되는, 난감한 상황에 놓이게 됩니다.

카페인을 분해하는 CYP1A2 효소

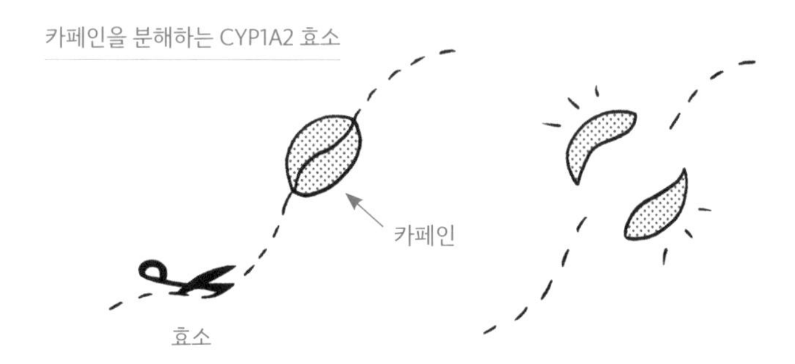

퀴놀론(quinolone)계 항생제

퀴놀론계 항생제는 병원균의 DNA에 직접 작용하여 균을 죽이는 약품입니다. 칼슘을 조심해야 하는 약으로 언급한 시프로플록사신과 노르플록사신이 여기에 속하는데, 이들 항생제는 카페인 분해를 방해합니다. 따라서 이런 항생제를 복용할 때는 되도록 커피를 멀리해야 합니다. 특히 경련 발작이나 부정맥으로 퀴놀론계 항생제를 처방받았다면 카페인은 어떤 형태로든 섭취하지 않는 게 좋습니다. 커피와 차, 에

너지 드링크뿐 아니라 초콜릿도 조심해서 먹어야 합니다. 초콜릿의 원료인 카카오에는 카페인과 유사한 테오브로민theobromine이라는 성분이 있어서 초콜릿을 한두 조각 이상으로 다량 섭취하면 문제가 생길 수 있습니다.

자몽

자몽과 포멜로는 맛도 좋고 건강에도 좋은 과일로 알려져 있습니다. 하지만 특정 약물을 복용할 때는 무조건 피해야 합니다. 자몽 속의 디히드록시베르가모틴dihydroxybergamottin과 나링게닌naringenin 때문입니다. 특히 나링게닌은 자몽의 쌉싸름한 맛을 내는 성분으로, 일부 약과 함께 먹으면 쓰디쓴 부작용을 유발합니다.

자몽과 약의 상호 작용을 설명하기 전에 다시 효소 이야기를 해야겠습니다. 앞에서 언급한 시토크롬 P450에 속하는 효소들은 간뿐 아니라 장에서도 활동합니다. 그중에서도 특히 CYP3A4cytochrome P450 3A4라는 효소가 장에서 활발히 작용합니다. 우리가 삼킨 약은 대개 혈액에 도달하기 전에 장에서 CYP3A4를 만나 약간의 변화를 거칩니다. 이때, 어떤 약은 CYP3A4의 작용으로 효능이 줄어들고과정 1, 어떤 약은 CYP3A4의 도움을 받아야만 효능을 발휘합니다과정 2.

과정 1

일부 약품은 장 점막에서 CYP3A4의 활동으로 약 성분이 일부 분해돼 혈액에 도달하는 유효 성분이 줄어듭니다. 고지혈증 치료에 쓰이는 스타틴statin계 약품이 CYP3A4에 의해 분해되는 대표적인 약입니다.

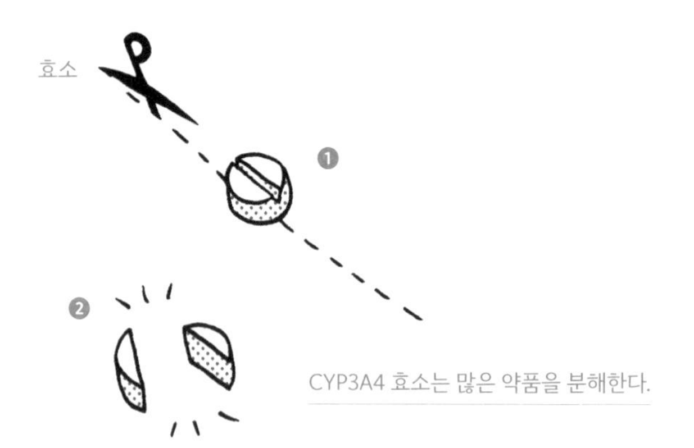

CYP3A4 효소는 많은 약품을 분해한다.

과정 2

체내에서 효소에 의해 대사된 뒤 비로소 작용하는 물질을 프로드러그prodrug라고 합니다. 즉, 프로드러그 약품은 효소가 제대로 작용하지 않으면 약효가 나타나지 않습니다. 특정 암 치료에 투입되는 시클로포스파미드cyclophosphamid가 프로드러그에 속합니다.

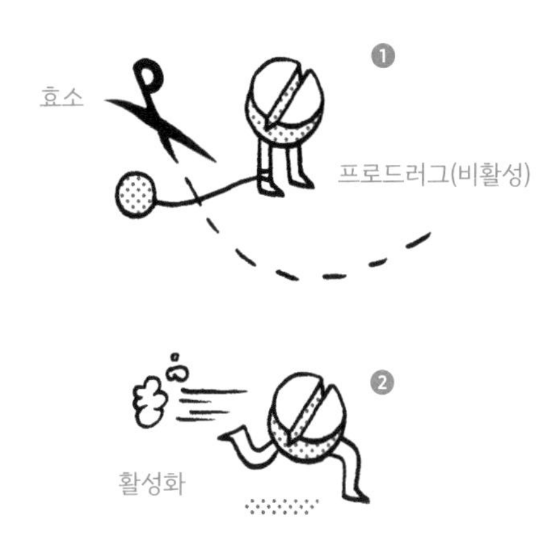

짐작했겠지만, 자몽은 CYP3A4 효소의 활동을 방해합니다. CYP3A4가 제대로 작용하지 못하면 어떻게 되는지 자세히 알아봅시다.

먼저, 과정 1에 해당하는 스타틴계 약부터 살펴보겠습니다. 스타틴계 약품은 간에서 콜레스테롤을 합성하는 효소를 억제해 체내 콜레스테롤과 중성 지방의 양을 줄여 줍니다.

혈중 콜레스테롤 수치가 높아서 스타틴계 약을 먹었거나 먹고 있는 사람이 지금껏 독일에서만 해도 450만 명에 육박합니다. 스타틴, 그중에서도 심바스타틴simvastatin은 가장 많이 처방되는 약품 10위 안에 드는 약입니다.

스타틴계 약을 먹는 사람이 건강을 위해 아침에 자몽주스 한 컵을 마셨다고 가정해 봅시다. 자몽 속의 특정 성분이 장에 도달하자마자 CYP3A4를 여러 시간, 길게는 며칠 동안 작용하지 못하게 꽁꽁 묶어 둡니다. 그날 저녁, 장에서 무슨 일이 일어났는지 짐작도 못 한 채 여느 때처럼 심바스타틴을 복용했다면? 그렇습니다, 과용량이 되기 쉽습니다. 스타틴을 제조할 때부터 CYP3A4에 의해 일부 분해될 것을 미리 계산해 두었는데, 그게 분해되지 않고 그대로 모두 흡수돼 혈액으로 넘어가 버렸기 때문입니다. 최악의 경우 혈중 심바스타틴 농도가 무려 1,200배나 치솟을 수 있습니다.

어떤 사람은 "그러면 어때서? 이제 콜레스테롤이 자취를 싹 감추겠네." 하며 기뻐할지도 모르겠습니다. 뭐, 완전히 틀린 말은 아닙니다. 하지만 유감스럽게도 심바스타틴은 콜레스테롤만 잡는 게 아니라 근육도 꼼짝 못 하게 합니다. 주된 효능만 강해지는 게 아니라 원치 않는 부작용도 강해지는 것이죠. 우리의 골격근은 스타틴을 특히나 싫어합니다. 스타틴을 복용하는 사람 중에 적잖은 수가 근육통을 경험합니다. 다행히도 대개는 근육통에서 그치는 정도라 불편하기는 해도 인체에 큰 해는 없습니다. 그러나 드물게 근육이 녹아내리는 경우가 있습니다. 그러면 통증이 심할 뿐 아니라, 근육이 파괴됨으로써 심한 경우 신부전증이 생기거나 심지어 사망에 이르기도 합니다. 자몽이 이렇게 무섭습니다.

자, 이제 과정 2를 살펴보겠습니다. 앞에서 설명했듯 프로드러그는 CYP3A4에 의해 비로소 활동을 시작합니다. 그러므로 CYP3A4가 작용하지 못하면 약물이 효능을 발휘할 수 없습니다. 작용하지 않으니 부작용이 강해질 일도 없습니다. 그렇다면 안심해도 될까요? 천만의 말씀입니다. 이 경우에는 약효가 너무 떨어져서 문제가 됩니다. 특히 항암 치료 같은 경우 약이 듣지 않으면 문제가 더욱 심각해집니다.

누군가는 우유처럼 자몽도 복약 시간 전후로 몇 시간 간격을 두고 먹으면 괜찮지 않겠느냐고 생각할지도 모르겠습니다만, 유감스럽게도 자몽의 효과는 '몇 시간'이 아니라 '며칠'을 갑니다.

구기자

슈퍼 푸드의 하나로 손꼽히는 구기자는 심장을 튼튼하게 하고, 면역력을 높이며, 노화를 막고, 항염증, 항암에도 효과가 있다고 하며, 당뇨병에도 아주 좋다고 합니다. 물론 세간에 떠도는 풍문을 다 믿으면 그렇다는 얘기죠. 혈관 질환이나 동맥 경화증 환자들이 이 같은 슈퍼 푸드를 즐겨 찾는 것도 놀랄 일이 아닙니다. 하지만 이런 환자 중에는 이미 심근 경색이나 뇌졸중을 겪은 뒤 항응고제혈전 용해제를 복용하는 경우가 많습니다. 혈관 속에서 피가 굳어서 형성된 조그마한 핏덩이혈전들이 돌아다니다가 좁은 심장혈관이나 뇌혈관을 막지 않도록 예방하기 위해서입니다. 안 그러면 심근 경색이나 뇌졸중이 재발할지도 모르니까요.

항응고제로 널리 처방되는 성분은 펜프로쿠몬phenprocoumon입니다. 펜프로쿠몬을 복용하는 환자들은 규칙적으로 혈액 응고 검사를 해서 용량을 까다롭게 정합니다. 약이 너무 약하면 혈전이 용해되지 않아 심근 경색이나 뇌졸중 위험이 올라가고, 반대로 약이 너무 과하면 내출혈이 생겨 생명을 위협할 수 있기 때문입니다.

그런데 펜프로쿠몬을 복용하는 사람이 슈퍼 푸드 구기자를 먹으면 어떻게 될까요? 구기자가 약효를 강화할 가능성이 있습니다. 이러한 이유로 독일 의약품 연구원에서는 구기자와 펜프로쿠몬을 함께 먹지 말라고 경고합니다. 슈퍼 푸드라고 해서 무조건 건강에 좋은 것은 아님을 명심합시다.

술

이제 알코올과 약이 왜 궁합이 맞지 않는지 설명할 차례입니다. 그런데 알코올의 작용 기전은 한둘이 아닙니다. 알코올의 그 많은 행태를 하나하나 기술하자면 책이 너무 두꺼워질 것 같으니 그냥 한마디로 요약하겠습니다.

■ 약 먹는 동안에는 무조건 금주!

약은 물과 함께 먹는 게 가장 좋습니다. 기왕이면 물을 너무 인색하게 마시지 말고, 한 번 복용할 때마다 적어도 150mℓ 정도는 마시기 바랍니다.

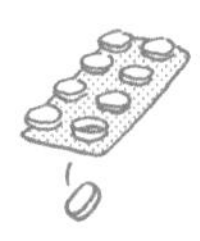

4

식전과 식후는 정확히 어느 때일까?

사용 설명서, 제품 설명서, 동봉 설명서, 복용 안내문, 의약품 첨부 문서…… 다 비슷한 말입니다. 제목이 어떻든 작은 종이에 깨알 같은 글자를 인쇄해 세심하게 접은 뒤 약품과 동봉해 놓은 그 쪽지에 담긴 내용은 솔직히 약사나 의사도 100% 이해하지 못합니다. 독일의 한 의학 저널이 2013년 10월에 발표한 연구 결과에 따르면 설명서에 '흔한' 부작용이라고 명시된 증상이 실제로 얼마나 흔하게 나타나는지에 대해 의사 100명 중 네 명만이 '대략' 알고 있었습니다. 네 명을 제외한 나머지 의사들은 '흔하다'는 표현에 대해 약을 먹은 환자의 60% 정도가 부작용을 겪는다는 뜻으로 생각했다고 합니다. 하지만 이들의 추측과 달리 약품 사용 설명서에 명시된 '흔한' 부작용이란, 약을 먹은 사람 중 1~10% 미만의 비율로 부작용이 나타난다는 뜻입니다. 즉, 환자 100명 가운데 부작용을 겪는 사람이 열 명 미만일 때 '흔한' 부작용이라고 표현합니다.

전문가들도 이럴진대, 일반 환자들은 어떻겠습니까. 대개 환자들이 의약품 첨부 문서를 대하는 태도는 크게 두 부류로 나뉩니다. 첨부 문서 따위는 아예 신경 쓰지 않는 부류, 반대로 읽고 나서 부작용 걱정으로 약을 먹지 않는 부류. 둘 다 옳지 않습니다.

가장 좋은 방법은 누구나 쉽게 이해하도록 사용 설명서를 만드는 것입니다. 유럽의 경우 이 문제를 해결하기 위해 유럽 연합 집행 위원회가 머리를 맞대고 개선 방법을 모색하고 있습니다.

공복, 식전, 식후

약국에서 약을 구매하면 약사가 복약 방법을 설명해 줍니다. 식사 후에 드세요, 식전에 미리 드세요, 반드시 공복에 드세요, 등등 약에 따라 먹어야 하는 때가 다릅니다. 그런데 '공복', '식전', '식후'는 정확히 어느 때를 말하는 걸까요?

- 공복: 식사하기 1시간 전에 복용하는 게 좋고, 늦어도 식사 30분 전에는 약을 먹어야 합니다. 실수로 약을 먹지 않고 식사를 했다면 적어도 3시간은 지난 다음에 복용해야 합니다.
- 식전: 식사하기 30분 전에 복용하는 것이 일반적이지만, 간혹 사용 설명서에 '식사하기 15분 전'처럼 구체적으로 명시된 약도 있습니다.
- 식후: 식사 후 곧바로 약을 먹어도 되지만, 30분 정도 지나서 먹으면 더 좋습니다.
- 식사와 함께: 식사하는 도중에 먹거나 식사 후 곧바로 복용하라는 뜻입니다.
- 식사와 상관없이: 식사와 무관하게 아무 때나 먹어도 되지만, 복용 간격을 일정하게 유지하는 것이 중요합니다.

약에 따라 복용 시간이 다른 이유는 뭘까요? 간단히 말하면 원하는 약효를 제대로 내고 부작용을 방지하기 위해서입니다.

일반적으로 약 성분이 흡수되는 곳은 소장입니다. 그런데 우리가 먹은 음식은 식도를 거쳐 한동안 위에 머무릅니다. 그 음식이 무엇이냐에 따라 위에서 소화되는 데 1시간이 채 안 걸리기도 하고, 5시간씩 걸리기도 합니다. 만약 소화가 더딘 육류 위주로 식사를 한 뒤에 두통약을 먹는다면 약효가 나타나기까지 한참 걸릴 것입니다. 두통약이 음식물과 함께 서서히 위를 빠져나가 소장에 도달한 뒤에야 비로소 약 성분이 혈액에 유입되기 때문입니다. 그러니 약효를 빨리 보고 싶다면 두통약은 공복에 먹는 게 좋습니다.

위산에 녹지 않도록 특별히 코팅된 약은 반드시 공복에 먹어야 합니다. 약 성분이 위산에 쉽게 파괴되거나 위 점막을 자극하는 경우에 알약이나 캡슐이 위산성에서 녹지 않고 소장약알칼리성에서 녹도록 특수한 코팅을 합니다. 그런데 우리가 풍성하게 식사를 마친 뒤에는 위에 많은 음식물과 위산이 섞여 있어서 위산 농도가 상당히 낮습니다. 만약 이때 위산에 녹지 않게끔 코팅된 알약이 위에 도달하게 되면 코팅이 녹아

약 성분이 방출됩니다. 그러면 위산에 손상돼 약효를 잃거나 위 점막을 자극하게 됩니다.

또, 위산 분비를 억제하기 위해 먹는 약은 반드시 식전에 먹어야 효과가 있고, 이와 반대로 위를 자극해 속 쓰림을 유발할 가능성이 있는 약은 식후에 먹어야 합니다. 이때, 식사를 마친 뒤 곧바로 약을 먹는 것보다 위에서 소화된 음식물이 소장으로 적당히 빠져나간 다음에 약을 먹는 것이 좋습니다. 그래야 음식물의 방해를 덜 받고 약이 작용할 수 있으며, 약을 소화하느라 위산을 따로 분비할 필요도 없어서 위 점막이 자극을 덜 받습니다. 흔히 말하는 '식후 30분'이 바로 이때입니다.

다행히 세상에는 복용법이 까다로운 약보다 식사에 별 영향을 받지 않는 약이 더 많습니다. 이런 약을 약국에서는 흔히 '하루 세 번, 식후 30분'에 먹도록 권하는데, 여기서 중요한 것은 '식후 30분'보다 '하루 세 번'입니다. 대개 혈중 약물 농도가 유지되는 시간이 6시간가량이므로 이 간격을 유지하는 것이 중요합니다. 따라서 특별한 주의 사항이 없다면 식사와 상관없이 약 먹을 시간에 맞춰 먹으면 됩니다.

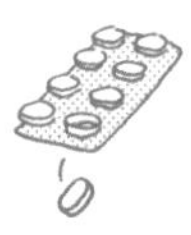

5

복용법만큼 중요한 보관법과 폐기법

어릴 적, 우리 집 가정상비약은 거실에 있는 마호가니 벽장 서랍에 들어 있었습니다. 술병들이 놓여 있는 칸 바로 아래 칸이었지요. 부모님 두 분 다 만성 질환을 앓고 있어서 이 서랍은 늘 약으로 가득했습니다. 당시에는 어린이 안전 같은 건 뒷전이어서 약이 든 서랍에 누구나 쉽게 손을 댈 수 있었습니다. 심지어 맨 아래 칸이어서 어린아이도 얼마든지 서랍을 열 수 있었습니다. 다행히 저는 별 탈 없이 자랐지만, 약을 이런 식으로 보관해서는 안 됩니다.

사람들은 약을 어디에 보관할까요? 통계에 따르면 독일인 3분의 2는 부엌이나 욕실에 약을 보관한다고 합니다. 하지만 부엌이나 욕실은 약을 보관하기에 적절한 장소가 아닙니다. 욕실에 보관하면 목욕할 때 발생하는 덥고 습한 기운이 약에 영향을 미치고, 오르락내리락하는 온도는 약품에 스트레스를 줍니다. 국수를 삶거나 뭔가를 끓이는 일이 다반사인 부엌도 이와 비슷합니다. 이런 환경에 두면 유효 기간이 지나기도 전에 약물의 효능이 떨어질 수 있습니다.

그렇다면 약을 집 안 어디에 보관하는 것이 좋을까요? 정답은 '서늘하고, 건조하고, 아이들의 손이 닿지 않는 곳'입니다. 적당한 상자에 약품을 넣어 침실이나 거실 붙박이장 조금 높은 칸에 보관하면 별 무리가 없을 것입니다.

약품 대부분은 실온에 보관하면 되는데, 여기서 말하는 실온은 15~25℃ 정도입니다. 실온 보관 약품은 이보다 온도가 약간 더 높거나 낮아도 어느 정도는 견딜 수 있습니다. 그렇다고 너무 뜨거운 열기 속에 두어서는 안 됩니다. 특히 여름에 햇볕이 내리쬐는 자동차 안에 약을 놓고 내리는 일이 없도록 주의하기 바랍니다.

냉장고에 보관해야 하는 약품도 있습니다. 흔히 말하는 냉장 보관 온도는 2~8℃ 정도를 뜻합니다. 보통 냉장고 문 안쪽이 온도가 더 높고, 냉장고 뒤쪽 깊숙한 곳이 더 서늘한데, 약품은 채소 칸에 보관하는 것이 좋습니다. 아무리 냉장고라해도 너무 낮은 온도에 오래 두면 약품이 얼기도 합니다. 만약 약이 얼었다면, 그 약을 먹어도 되는지 약국에 문의해야 합니다. 냉장 보관해야 하는 약은 대개 구매할 때 약사가 안내해 줍니다. 그리고 의약품 첨부 문서나 포장 용기 겉면에 그 내용이 쓰여 있을 것입니다. 그러니 첨부 문서를 버리지 말고, 약과 함께 보관하는 것이 좋습니다.

유효 기간이 지난 약

약이 수명을 다했는지를 어떻게 알 수 있을까요? 포장 용기에 적힌 유효 기간 표시를 보고 알 수 있을까요? 그렇기도 하고 아니기도 합니다. 개봉한 지 꽤 오래된 약품이라면 유효 기간이 지나지 않았어도 품질이 변했을 가능성이 있습니다. 특히 안약은 개봉 뒤 아주 제한된 시간만 사용할 수 있습니다. 약품 사용 기간은 제제마다 다르며, 일반적으로 의약품 첨부 문서에 표시되어 있습니다. 안약같이 민감한 약품은 구매할 때 약사가 얼마 동안 사용한 후 폐기하라고 알려 줍니다.

식품 포장 용기에는 유통 기간이 적혀 있습니다. 요구르트를 사서 냉장고에 넣어 두고는 깜빡 잊고 지낸 사이에 유통 기간이 지났다면 어떻게 해야 할까요? 그런 경우는 유통 기간에서 많이 지나지 않았으면 별문제가 없습니다. 뚜껑을 열어 겉보기에 이상이 없는지 살피고, 맛을 본 뒤 괜찮으면 먹어도 무방합니다. 하지만 약은 이렇게 대처하면 안 됩니다.

약 포장 용기에 적힌 유효 기간은 제조사가 약의 효능과 안전성을 보장하는 기간으로, 그 기간까지는 유효 성분의 90% 이상이 유지될 것이라는 뜻입니다. 물론 이는 약을 규정대로 보관했을 때에 한합니다. 즉, '약을 적절한 장소에 보관할 때 최소한 어느 정도 기간까지 정상적으로 사용할 수 있는지'를 말해 주는 것이 약품 포장 용기에 적힌 유효 기간입니다. 유효 기간이 지난 뒤 얼마나 더 약효가 유지되는지는 알 수 없습니다.

미국에서 시행한 연구에 따르면 약품 대부분이 유효 기간 이상으로 약효를 유지한다고 합니다. 그 이유 중 하나는 제약 회사가 유효 기간을 정할 때, 소비자가 부엌이나 욕실같이 열악한 환경에 약을 보관하는 경우를 고려해서 기한을 줄여 잡을 때가 많기 때문입니다. 상황이 어떻든 자기들이 표시해 놓은 기간 안에서는 품질을 보증해 줘야 하기 때문이죠. 또, 어느 정도는 마케팅 전략을 반영해 유효 기간을 정했을 수도 있습니다. 유효 기간이 짧아야 매출을 더 많이 올릴 수 있으니까요. 그러나 유효 기간을 너무 짧게 잡으면 과도하게 생산된 상품이 팔리지 않고 누적될 우려가 있어 자칫 제약 회사가 손해를 볼 위험이 있습니다. 제약 회사는 이 같은 사정을 두루 반영해 유효 기간을 정합니다.

유효 기간이 지난 약물을 복용하면 우리 몸에서는 무슨 일이 벌어질까요? 실제로 약효 성분 함량이 떨어져 효능이 줄어들 수 있습니다. 그게 진통제라면 약을 먹어도 통증이 멎지 않아 결국은 가까운 약국을 찾게 될 것입니다. 뭐, 그 정도야 그다지 비극적인 일은 아닙니다. 하지만 항생제라면 상황이 훨씬 까다로워집니다. 항생 물질이 충분히 작용하지 않으면 저항력이 강한 균이 살아남아 내성을 키우고 마구 증식할 수 있습니다. 본의 아니게 세균의 숙주가 되는 상황은 도저히 웃어넘길 수 없을 것입니다. 또 어떤 일이 일어날 수 있을까요? 이론적으로는 독성을 지닌 분해 산물이 생겨날 수 있습니다. 다행히 이런 사례가 보고된 약물은 아직 극소수에 불과합니다.

제약 회사가 정하는 유효 기간은 법정 유효 기간을 넘길 수 없습니다. 이 기한은 최대 5년에 불과한데, 여기에는 또 하나의 중요한 이유가 있습니다. 오래전에 출시되어 두루 쓰이는 약이라 해도 새로운 부작용이나 상호 작용이 발견될 수 있기 때문입니다. 대표적인 사례가 아스피린Aspirin입니다. 사람들은 오랫동안 아스피린이 혈전을 얼마나 용해할 수 있는지 몰랐습니다. 그러다가 혈전에 영향을 미치는 다른 약물들과의 상호 작용이 점점 알려지면서 사용 설명서도 차츰 보완되었습니다. 이런 경우 오래된 사용 설명서는 무용지물이 됩니다.

유효 기간이 지난 약을 아무렇지 않게 복용하라고 부추길 생각은 없습니다. 하지만 약국이 문을 닫은 일요일 오후에 두통이 찾아와서 못 견디겠는데, 집에 있는 진통제를 먹으려고 보니 유효 기간이 두 달 지났다면, 어떻게 하는 것이 좋을까요? 약을 적당한 장소에 잘 보관했다면 그냥 복용해도 괜찮을 것입니다. 다만, 이런 일은 안전상의 이유에서 예외적인 일에 그쳐야 합니다.

개봉한 약의 소비 기한

개봉한 약은 소비 기한을 잘 지켜야 합니다. 특히 시럽, 안약, 연고, 크림은 소비 기한이 상당히 중요합니다. 소비 기한이란, 약을 처음 사용한 시점부터 안전하게 사용할 수 있는 기간을 말합니다. 이는 포장 용기에 찍힌 유효 기간과 다릅니다.

아이를 키우는 사람이라면 건조 시럽제를 알 것입니다. 어린이나 알약을 삼키는 데 문제가 있는 환자들을 위해 가루를 액체에 녹여 시럽 형태로 제공하는 항생제 말입니다. 그런데 항생제는 물을 별로 좋아하지 않아서 항생제 가루를 액체와 섞은 상태에서는 짧은 시간 밖에 효과를 발휘하지 못합니다. 그래서 시럽 형태의 항생제는 냉장 보관을 해도 사용할 수 있는 기간이 겨우 며칠밖에 안 됩니다.

연고제나 크림제도 일단 개봉하고 나면 공기 중의 산소와 접촉하고, 손가락 피부의 균과 만나기 때문에 소비할 수 있는 기간이 그리 길지 않습니다. 알루미늄 튜브에 담긴 연고나 크림은 튜브 끝을 돌돌 말아서 쓰지 말고, 고르게 눌러 짜서 쓰는 것이 좋습니다. 알루미늄 튜브를 돌돌 말면 옆면 모서리가 빨리 갈라져서 그곳으로 세균이 침범하기 쉽습니다. 그밖에도 돌돌 말면 겉면에 적힌 유효 기간 표시가 말려 들어가 보이지 않게 됩니다.

안약을 넣어 본 적 있다면 점안제는 대부분 개봉 후 늦어도 4주 뒤에는 폐기해야 함을 알 것입니다. 4주쯤 지나면 약 자체만이 아니라 용기 입구에서도 세균이 많이 검출됩니다. 명심하세요, 우리 눈은 위생 관리를 소홀히 하는 것을 용서하지 않습니다. 그런데 안약을 개봉한 지 며칠이나 됐는지 매번 달력을 보며 확인하는 것도 번거로운 일입니다. 그럴 때는 약병이나 포장 상자에 '○월 ○일까지'라고 소비 기한을 적어 두면 도움이 될 것입니다.

지금까지 한 이야기를 정리하자면, 유효 기간을 넘긴 약이라고 해서 반드시 위험하지는 않습니다. 하지만 독일에서는 유효 기간이 지난 약을 유통하는 것이 불법입니다. 당연히 다른 나라도 그럴 것입니다. 유효 기간을 넘긴 약을 사용하는 것은 개별적으로 위험을 감수하는 행위라 할 수 있습니다. 따라서 가정상비약 함에 넣어 둔 약들이 유효 기간을 넘기지 않게끔 관리하는 것이 중요합니다. 그러려면 무엇보다 상비약 함에 약을 쟁이지 말아야 합니다. 귀찮다고 한꺼번에 많은 양을 사들이지 말고, 꼭 필요한 것만 조금씩 사다 놓는 부지런함이 필요합니다.

또 한 가지 유념할 것이 있습니다. 의사의 처방을 받아 구매한 약은 상비약 함에 보관하지 않는 것이 좋습니다. 전문 의약품은 처방받은 사람만 복용해야 합니다. 행여 처방받은 진통제가 자신에게 잘 듣는다고 해서 가족이나 친구에게 빌려줘서는 안 되며, 잠이 안 온다고 다른 사람의 수면제를 함부로 복용해서도 안 됩니다. 또, 예전에 처방받아 복용하고 남은 약을 보관했다가 비슷한 증상이 나타났을 때 먹는 것도 안 됩니다. 전문 의약품은 의사와 약사가 지시한 그대로 복용하고 남은 것은 폐기해야 합니다.

약을 폐기하는 방법

약을 버린 경험이 있다면, 어떻게 버렸는지 기억을 되짚어 보세요. 아마 쓰레기통에 넣거나 변기 또는 개수대로 흘려보낸 사람이 많을 것입니다. 결론부터 말하자면, 모두 옳은 방법이 아닙니다.

그렇다면 약품을 어떻게 폐기해야 할까요? 믿기지 않겠지만, 약을 올바르게 폐기하는 방법에 대해서는 지역을 초월하여 통일된 방법이 없습니다. 어떤 지역에서는 폐기물 관리 법규에 따라 약품을 타는 쓰레기 혹은 재활용 쓰레기로 배출하게 하고, 어떤 곳에서는 유해 물질 함유 쓰레기를 수거하는 차량이 실어가도록 합니다. 정확한 지침이 있다면 그것을 따르면 될 것입니다. 하지만 잘 모르겠다면 약품은 절대로 그냥 버리지 말고, 가까운 약국에 가져가서 폐의약품 수거함에 넣으세요. 약을 구매할 때와 마찬가지로 폐기할 때도 전문가에게 맡기는 것이 제일 좋습니다.

그런데 왜 약을 함부로 버리면 안 되는 걸까요? 오늘날 강과 개천에서는 지역에 따라 150가지 이상의 약물 찌꺼기가 검출되고, 물속 생물들은 그 약물의 영향을 받고 있습니다.

물론 일부러 물고기를 해치려고 하수구를 통해 약물을 흘려 보낸 사람은 없을 것입니다. 오히려 하수 처리 시설이 다 걸러 주리라 믿었겠지요. 하지만 현실은 그렇지 못합니다. 하수 처리 시설은 그런 잔존물을 다 거를 능력이 없습니다. 독일에서 허가된 약물만 해도 3,000가지 정도 되는데, 생활 하수에 섞인 약물 분자를 일일이 가려내고 분해할 능력이 아직은 없습니다. 생활 하수에 녹아든 약물 찌꺼기가 문제를 일으킨다는 사실은 1970년대에 이미 알려졌습니다. 하지만 생활 하수 속에서 위험한 물질들을 쉽게 제거하려면 앞으로 못해도 50년은 기다려야 할 것입니다.

인간을 대상으로 한 의학만 따졌을 때, 매년 투입되는 각종 약품이 무려 3만 톤에 이릅니다. 고령화 사회가 되어 가면서 그 양은 더 많아지는 추세입니다. 여기에 동물 사육 과정에서 투입되는 약품까지 더하면 정말 어마어마할 것입니다. 사회 전체적으로 점점 약물 소비가 늘고 있습니다. 소비되는 약물의 가짓수뿐 아니라 양도 크게 늘고 있습니다. 많은 약물은 우리 몸에서 배설되기 전에 환경에 해롭지 않은 물질로 전환됩니다. 하지만 그렇지 못한 약물도 있는데, 그런 약물은 고스란히 소변을 통해 배출돼 생활 하수로 흘러듭니다.

이런 상황은 바꿀 수 없으며, 다행히 그리 큰 문제가 되지는 않습니다. 환경에 해를 끼치는 것은 몸을 통과한 약이 아니라 변기나 개수대에 버리는 약입니다.

생활 하수를 분석하면 특히 자주 발견되는 몇몇 물질이 있습니다. 그중 하나가 피임약에 들어가는 에티닐에스트라디올ethinylestradiol이라는 호르몬입니다. 이런 물질은 수컷 물고기를 암컷화해서 어류의 멸종을 불러올 수 있습니다. 흔히 쓰이는 진통제 디클로페낙diclofenac도 자주 검출되는데, 디클로페낙은 우리 몸을 거치는 동안 완전히 분해되는 물질입니다. 즉, 생활 하수에 섞인 디클로페낙은 소변으로 배출된 것이 아닙니다. 이런 물질은 물고기의 신장을 망가뜨립니다. 또, 정신 안정제인 디아제팜diazepam은 농어도 빈둥거리게 할 수 있으며, 본의 아니게 그런 '치료'를 받은 물고기들은 필요 이상으로 용감해져서 은신처를 떠나 돌아다니다가 쉽사리 천적의 먹잇감으로 전락합니다.

항생제도 세계적인 문젯거리가 되고 있습니다. 특히 인도의 하이데라바드에는 제약 회사들이 운영하는 공장이 많은데, 이 지역 생활 하수 속의 항생제 농도는 부분적으로 허용치를 수십만 배나 웃돕니다. 이 정도면 생활 하수 속에 사는 세균들이 항생제 내성을 키우기에 딱 좋은 훈련장이 될 수 있습니다. 절대 그냥 넘길 일이 아닙니다. 그곳에 사는 많은 주민이 이미 항생제 내성을 가진 슈퍼 박테리아에 감염되었고, 여행자들이 인도에 가서 이런 박테리아를 옮아오기 때문입니다. 인도 방문객의 약 70%가 이 같은 무료 기념품을 가지고 집에 돌아옵니다.

독일의 제약 회사들은 거의 모두 인도에서 원료를 생산합니다. 물론 원료가 독일에 도착하면 가공에 들어가기 전에 독일의 기준에 따라 검증 과정을 거칩니다. 하지만 독일의 제약 회사는 법적으로 인도의 환경 기준을 지킬 책임이 없습니다. 그저 양심에 맡길 뿐이죠. 그러니 제약 회사뿐 아니라, 무조건 싼 값에 약을 사고 싶어 하는 사람들 모두에게 도덕적 책임이 있다고 할 수 있습니다.

에를랑겐-뉘른베르크 대학의 교수이자 바이오 의료 기술 전문가인 슈테파노스 게오르기아디스는 생활 하수에서 최소한 200가지의 중요한 약 성분을 걸러내는 신기술을 개발하고 있습니다. 특별한 필터로 자연에 해로운 약물을 흡착하는 기술입니다. 이렇게 걸러진 물질은 소각해서 폐기할 것이라고 합니다. 잘됐으면 좋겠습니다.

2부

적재·적소·적시에 효능을 발휘하라

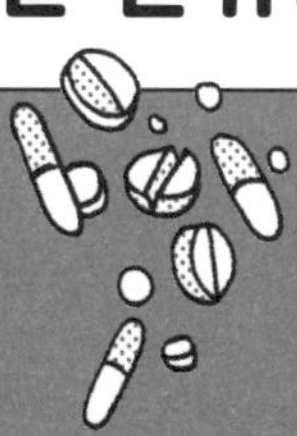

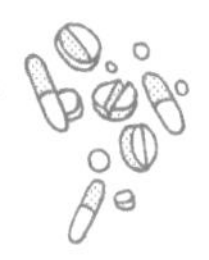

1

몸속으로 침투하는 메나먼 여정

미량의 약 성분이 통증을 가라앉히고, 혈압을 낮추며, 세균을 박멸한다니, 신기한 노릇입니다. 과다 복용하면 오히려 해롭고, 때로는 두 가지 혹은 여러 가지 성분이 상호 작용해 치명적인 부작용을 일으키기도 한다는 걸 생각하면 가슴이 서늘해집니다. 대체 약은 우리 몸속에서 어떻게 작용하는 걸까요?

약이 효능을 발휘하려면 체내에 흡수되어야 합니다. 여기서 '체내'는 구체적으로 어디를 뜻하는 말일까요? 위? 장? 아니면 약을 삼키기만 하면 체내에 도달한 걸까요? 좀 이상하게 들릴지 몰라도 약물이 소화관 내에 있을 때는 아직 체내에 있는 것이 아닙니다. 입에서 항문까지 이어지는 소화관은 엄밀히 말해 '몸 밖'입니다. 혹시 자두 씨를 삼킨 적이 있다면 그때를 떠올려 보세요. 자두 씨는 식도를 통과해 위에 이르고, 이어서 기나긴 장 여행을 마친 뒤 그대로 나왔을 것입니다. 우리 몸이 자두 씨를 '몸속'으로 받아들이지 않았기 때문입니다. 즉, 체내로 흡수된다는 말은 우리가 삼킨 것이 위와 장을 지나며 분해되어 혈관으로 들어간다는 뜻입니다.

식도와 위장은 어둡고 긴 복도와 같습니다. 이 복도에는 수많은 문이 있습니다. 그런데 아무나 이 문을 열고 들어갈 수는 없습니다. 영화나 소설에서 봤듯이 중요한 일은 문 뒤에서 벌어집니다. 그러니 약이 효능을 발휘하려면 어떻게든 이 문을 통과해 들어가야 합니다. 그래야 비로소 혈액에 섞여 '진짜' 몸속을 여행하며 전신에 효능을 미칠 수 있습니다. 그리고 영화 속 주인공들이 그렇듯, 약이 목표한 바를 이루는 과정에도 크고 작은 시련이 기다리고 있습니다.

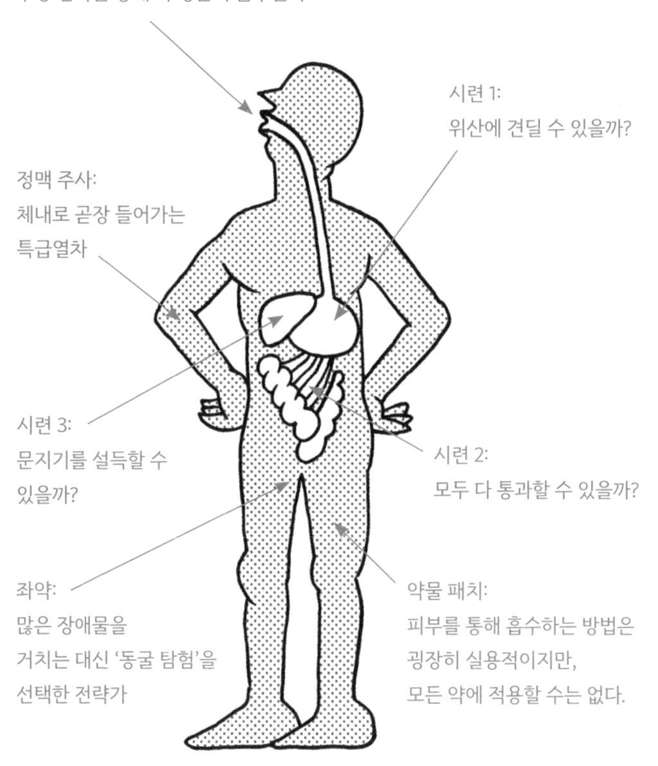

여러 경로를 통해 효능을 미칠 수 있지만, 시련 없는 길은 없다.

분자들이여, 침투하라!

위장관, 피부, 직장 등 약이 투여된 장소에서 작용하는 장소로 옮겨지는 모든 과정을 전문 용어로 '침투'라고 합니다. 약은 유효 성분이 제대로 침투해서 작용 장소에 충분히 도달했을 때 비로소 효능을 발휘합니다.

알약을 물과 함께 꿀꺽 삼키는 것은 예나 지금이나 약을 투여하는 가장 보편적인 방법입니다. 알약은 간단히 제조할 수 있고, 대개는 환자들이 쉽게 다룰 수 있습니다. 하지만 알약을 삼키는 것은 약효가 제대로 발휘될지 예측하기 가장 어려운 방법입니다. 우리가 알약을 삼키는 순간부터 약은 기나긴 여행을 시작하는데, 그 여정에서 온갖 장애물을 맞닥뜨리기 때문이죠.

종종 우리는 아무거나 먹지만, 우리 몸은 절대로 체내에 아무거나 들여보내지 않습니다. 겹겹이 바리케이드를 치고서 위험한 물질이 심장, 동맥, 정맥, 모세 혈관과 림프관 같은 혈관계로 들어가지 못하도록 까다롭게 점검합니다. 만약 이런 바리케이드를 피해서 약물을 혈관에 직접 주입한다면 약 성분의 여정은 한결 수월할 테고, 우리는 약효를 더 정확하게 예측할 수 있을 것입니다. 하지만 정맥 주사를 맞거나 링거병을 들고 산책하는 것도 마냥 쉽고 편한 일은 아닙니다.

앞에서 이야기했듯이 알약은 소화관을 통과하는 동안 많은 시련을 겪습니다. 식도를 지나 위에 뛰어들면 pH 0~4에 해당하는 위산이 기다리고 있습니다. 중성 용액의 pH 값이 7인 것과 비교하면 위산이 얼마나 강한 산성을 띠는지 짐작할 수 있을 것입니다. 그런데 많은 약품이 위산에 약합니다. 그래서 위산에 사멸하지 않도록 보호막을 씌웁니다. 산성에 견디도록 코팅된 약은 별 탈 없이 소장까지 갈 수 있습니다. 약을 포함해 우리가 삼킨 뭔가가 위에서 직접 흡수돼 혈액으로 가는 경우는 거의 없습니다. 그래서 약물을 과다 복용해 위험에 처했을 때, 약 성분이 소장으로 넘어가기 전에 위세척을 하면 어느 정도 도움이 됩니다.

약이 무사히 소장에 이르면 장 점막이 약 성분을 받아들입니다. 드디어 흡수되는 것이죠. 하지만 안심하기는 이릅니다. 이렇게 쉽게 여행이 끝날 리 없지 않습니까. 약물 분자들에게 소장은 거대한 기차역과 같습니다. 분자들은 이곳에서 혈관계로 떠나는 기차를 타야 합니다. 단, 모든 분자가 기차에 탑승할 수는 없습니다.

장에서 혈액으로 들어가는 '문'

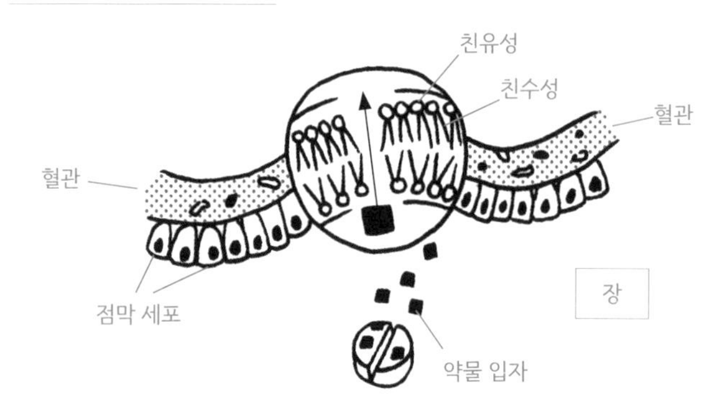

위 그림은 인체의 장 점막을 아주 단순화해서 표현한 것입니다. 약물은 바로 이 점막을 통과해야 혈액이라는 기차를 탈 수 있습니다. 장 점막에는 수많은 돌기가 있는데, 돌기 끝에 달린 작고 동그란 '머리'들은 지용성 물질을 좋아합니다. 그래서 약물에 지용성 성분이 있으면 친유성 머리들이 공손히 문을 열어 약 입자를 들여보내 줍니다. 하지만 수용성 물질은 싫어해서 대부분 밀어냅니다.

장 점막의 문은 좁디좁습니다. 약물 입자가 웬만큼 작지 않으면 제아무리 지용성이라 해도 통과할 수 없습니다. 따라서 문 앞에 이르기 전에 소장에서 아주 작은 입자로 분해돼야 합니다. 그런데 소장 안에는 물이 많습니다. 따라서 약물

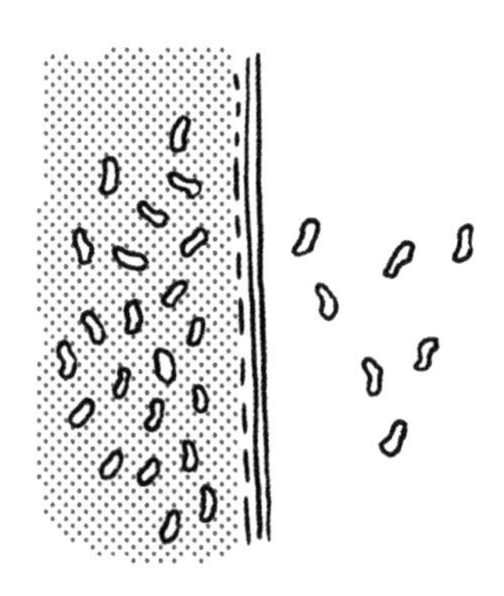
수동 확산을 통한 균형

이 분해되려면 물에 잘 녹아야 합니다. 즉, 수용성 성분도 충분히 가지고 있어야 합니다.

위에서 이미 녹아 소장으로 왔든, 소장에 와서 비로소 녹았든 간에 작게 분해된 지용성 입자들은 수동 확산 원리 덕분에 장 점막을 쉽게 통과합니다. 수동 확산은 분자가 고농도에서 저농도로 이동하는 현상을 말합니다. 장에는 약물 분자가 많고 점막 건너편 혈액에는 약물 분자가 별로 없으므로 분자들이 혈액 쪽으로 이동해서 균형을 맞추는 것입니다.

이렇게 혈액으로 침투한 약물은 잠시도 한자리에 머물지 않고 혈액에 실려 부지런히 수송됩니다. 그러니 침투 지점에서 보면 여전히 장 쪽은 약물 농도가 높고, 혈액 쪽은 농도가 낮아서 약물이 계속해서 침투할 수 있습니다. 그리하여 시간이 흐르면서 점점 더 많은 약물 분자가 혈액으로 이동하게 되는 것입니다.

영양분이나 약물은 보통 1~3시간 정도 소장에 머무르며 조금씩 흡수됩니다. 그러므로 혹시 설사라도 하게 되면 흡수되는 약물의 양이 줄어들 수밖에 없습니다. 질병에 걸리면 위장관에도 영향이 가서 장 활동이 평소와 달라질 수 있습니다. 변비와 설사가 반복된다면 약물의 흡수율이 떨어질 확률이 높습니다.

'간'이라는 화학 실험실

혈액 기차를 탄 약물은 먼저 세정맥 시스템을 거쳐 운송됩니다. 세정맥은 장을 따라 죽 펴져 있으며, 문정맥이라 불리는 대정맥으로 이어집니다. 문정맥은 곧장 간으로 연결됩니다. 즉, 체내로 들어가는 문과 같아서 이런 이름이 붙은 것입니다. 약물 분자들만 이런 길을 거치는 것이 아니라, 영양소도 모두 이 문을 통과해야 합니다.

그런데 우리 몸은 왜 장에서 흡수한 모든 것을 간으로 보낼까요? 간은 체내의 화학 실험실이고, 정화 시설입니다. 간에 도달한 모든 물질은 엄격한 검열 후 필요한 조치해독 작용를 당합니다. 문지기가 우리 몸을 치료하러 온 약물을 딱 알아보고 바로 통과시켜 준다면 좋겠지만, 아직 그런 특별 대우를 받은 약물은 없습니다. 따라서 어떤 약물이라도 간을 통과하는 과정에서 화학적 변화를 거칠 것을 감수해야 합니다.

인체에 투여된 약물이 혈관계에 들어가기 전에 간에서 처음으로 대사되는 현상을 '간 초회 통과 효과'라고 부릅니다. 간은 이 과정에서 약물의 상당 부분을 변화시켜 내보냅니다. 변화 정도는 약물의 화학적 성질에 따라 다른데, 당연히 많이 변화될수록 약효는 감소합니다. 이와 달리 프로드러그 약물은 약 성분이 내내 잠을 자고 있다가비활성 물질 간에서 대사를 거치면서 비로소 깨어나 활성 물질로 변합니다.

간에서 대사된 약물 입자들은 이제 더는 문지기의 검사를 거치지 않고 대정맥을 통해 오른쪽 심장으로 갑니다. 그리고 다시 허파와 왼쪽 심장을 거쳐 드디어 작용해야 할 장소, 즉 비밀에 싸인 '수용체'로 갑니다. 수용체에 대해서는 조금 뒤에 자세히 알아보겠습니다.

생체 이용률과 생동성 시험

지금까지 살펴봤듯이 우리가 삼킨 약물이 모두 체내에서 이용되지는 않습니다. 투여한 약물의 총량 가운데 작용해야 할 장소에 무사히 도달해서 효능을 발휘하는 비율을 '생체 이용률'이라고 합니다. 투여한 유효 성분이 모두 혈관계에 도달했다면, 이 약의 생체 이용률은 100%입니다. 약물을 정맥에 직접 투여하면 위산에 파괴되거나 간 초회 통과 효과로 생체 이용률이 떨어질 걱정이 없습니다. 하지만 우리가 주로 이용하는 알약은 사정이 다릅니다.

$$\text{생체 이용률(\%)} = \frac{\text{혈액에 도달하는 유효 성분의 양}}{\text{투약 용량}}$$

위의 공식으로 생체 이용률을 계산할 수 있는데, 이렇게 계산하는 것을 '절대적 생체 이용률'이라고 합니다.

똑같은 성분이라도 알약이냐, 좌약이냐, 주사제냐에 따라 생체 이용률이 달라집니다. 어떤 약물의 생체 이용률을 다른 제형투약 형식 또는 제제배합이나 가공 방식와 비교한 것은 '상대적 생체 이용률'이라고 합니다. 예를 들어 타이레놀Tylenol

의 주성분으로, 해열 및 진통 작용을 하는 아세트아미노펜 acetaminophen을 주사로 투여하면 생체 이용률이 100%입니다. 이와 비교할 때, 알약은 상대적 생체 이용률이 약 90%에 육박하지만, 좌약은 70% 정도에 그칩니다. 상대적 생체 이용률은 제제에 따라서도 차이가 납니다. 같은 유효 성분을 같은 양만큼 함유한 알약이라 해도 제조사에 따라 첨가물부형제이 다를 수 있기 때문입니다. 약을 만들 때 유효 성분만으로는 캡슐제나 정제 같은 형태를 만들 수 없으므로 부형제를 더합니다. 부형제는 약리적 작용을 하지는 않지만, 약물이 얼마나 빨리, 얼마나 완벽하게 용해될지에 영향을 미침으로써 효능에도 영향을 줄 수 있습니다. 따라서 성분이 같은 약이라도 제조사에 따라 생체 이용률이 다를 수 있습니다.

똑같이 아세트아미노펜 500mg을 함유한 A사 제품과 B사 제품이 있을 때, 이들의 작용 강도와 상대적 생체 이용률이 비슷한지 알아보는 것을 '생물학적 동등성 시험', 줄여서 '생동성 시험'이라고 합니다. 간혹 의사가 처방한 약이 동네 약국에 없는 경우가 있는데, 그렇다고 해당 약품을 찾아 여러 약국을 전전해야 할까요? 그렇지 않습니다. 똑같은 약품이 없다면 생동성 시험을 거쳐 생물학적으로 동등성이 있다고 인정받은 약품에 한하여 의사의 사전 동의 없이 약사가 대체 조제할 수 있습니다.

여러 가지 투약 경로

약을 목구멍으로 삼키는 방법 외에도 투약 형식은 다양합니다. 구강 점막을 통해 흡수되는 약도 있고, 직장이나 피부를 통해 들어가는 약도 있으며, 정맥으로 직접 들어가 혈관계에 이르는 약도 있습니다. 코를 통해비강 스프레이 또는 허파를 통해천식 스프레이 들어가는 방법도 있습니다. 응급으로만 시행하는 것으로, 뼈의 골수에 직접 주사하는 방법도 있지요. 하나씩 알아보겠습니다.

구강 점막

약 성분 중에는 간을 제대로 통과하지 못하는 것들이 있습니다. 이런 약은 장 점막을 제아무리 잘 통과해도 간에 이르자마자 간 초회 통과 효과로 약효가 확 떨어져 버립니다. 그러니 간을 피해 다른 길로 가야 합니다. 또, 알약을 삼킬 수 없는 환자에게도 다른 방법이 필요합니다. 이럴 때 입안, 즉 구강 점막이 좋은 대안입니다. 구강 점막은 장 점막보다는 흡수율이 떨어지지만, 피부보다는 훨씬 낫습니다. 약에 따라 차이가 있으나 피부보다 최소 10배에서 최대 4,000배나 흡수율이 높은데, 용해제인 침이 많을수록 흡수율도 좋습니다.

혀 아래에 놓고 천천히 녹여 먹는 설하정, 혀 위에 놓고 녹여 먹는 구강 붕해정, 꼭꼭 씹어 먹는 추어블정 등이 구강 점막으로 흡수되는 대표적인 약입니다. 또, 껌 형태의 멀미약이나 금연을 돕는 니코틴 껌 같은 껌제도 구강 점막을 통해 작용합니다. 약 성분이 잘 침투하려면 구강 점막에 접촉하는 시간이 넉넉해야 하니 이런 껌은 단물만 쏙 빼먹지 말고 오래오래 잘 씹어야 합니다.

무엇보다 구강 점막으로 약을 투여하기 전과 후에는 아무것도 먹거나 마시지 말아야 합니다. 영양분이나 신맛 나는 음료 등이 입안의 pH 값을 변하게 해서 약물이 제대로 흡수되지 않을 수 있기 때문입니다. 또 침과 섞인 음식물이 구강 점막을 덮어 버리면 약 입자가 침투하기 어렵습니다.

직장

직장으로 약물을 투여하는 제형을 좌제좌약라고 합니다. 직장을 통해 약물을 투여하면 간 초회 통과 효과를 부분적으로 피할 수 있습니다. 직장의 모든 혈관이 문정맥과 연결된 게 아니라서 투여한 용량 중 일부만 간으로 가기 때문입니다. 대신 직장은 소장보다 흡수 면적이 좁아서 효율이 높지는 않습니다.

일반적으로 먹는 약내복약보다 좌약을 선호하는 사람은 많지 않습니다. 아무래도 썩 좋은 느낌은 아니니까요. 하지만 상황에 따라 먹는 약보다 좌약이 도움이 될 때가 있습니다. 메스껍거나 구토가 나와서 약을 삼킬 수 없다면 좌약이라도 받아들여야죠. 그리고 진통제는 알약보다 좌약이 더 빨리 작용합니다. 약 성분의 여행 경로가 짧기 때문입니다.

사람들이 좌약을 넣기 어려워하는 가장 큰 이유는 '삽입한 직후에 변이 마려운 느낌이 들어서'입니다. 하지만 요령껏 잘 넣으면 불편한 느낌을 줄일 수 있습니다. 좌약을 넣을 때 뭉툭한 쪽을 위로 향하게 해 보세요. 뭉툭한 쪽보다 뾰족한 쪽이 괄약근에 미치는 저항이 적어서 항문이 좀 더 쉽게 닫힙니다. 좌약을 삽입하고 힘을 줘서 항문을 잠시 조이고 있으면 안에서 좌약이 녹기 시작할 것입니다.

피부

특정 약물은 피부를 통해서 체내로 들여보낼 수 있습니다. 호르몬은 유효 성분을 함유한 젤을 발라서 흡수시킬 수 있고, 패치를 붙여서 침투시키는 약도 있습니다.

구강 점막과 마찬가지로 피부로 투약하는 이유도 간 초회통과 효과를 건너뛰기 위해서입니다. 하지만 생체 이용률이 그다지 높지는 않습니다. 피부 자체가 바리케이드로 작용하거든요. 원래 피부의 주된 임무가 해로운 물질이 침입하지 못하도록 막는 것이니까요. 특히 두꺼운 각질층이 있는 부분은 보호 효과가 더 탁월합니다. 그래서 피부 투약 제품을 발바닥에 바르거나 붙이는 것은 그다지 바람직하지 않습니다. 약물 흡수력만 놓고 보자면 약을 바르기에 가장 좋은 부위는 고환이지만, 실제로는 적용 사례가 별로 없고 모든 사람에게 있는 부위도 아니어서 권하지 않습니다. 귀 뒤쪽 피부도 약물 흡수력이 좋습니다. 팔꿈치부터 손목까지에 해당하는 아래팔과 비교할 때 귀 뒤쪽 피부가 40배 가까이 흡수율이 높습니다.

그런데 피부로 투여할 수 있는 약재는 아주 소수입니다. 현재 세계적으로 알려진 물질이 20가지 정도 되고, 이 외에 잠재적 후보로 분류된 물질이 30가지 정도 있습니다. 피부로 투여할 수 있는 약재가 소수인 까닭은 갖추어야 할 조건이 까다롭기 때문입니다. 약 성분이 피부를 통해 체내에 침투하려면 첫째, 좁디좁은 피부의 문을 통과할 만큼 입자가 작아야 합니다. 둘째, 지용성이면서 어느 정도는 수용성이어야 합니다. 셋째, 약효가 강해야 합니다. 만약 아스피린의 주성분인 아세틸살리실산acetylsalicylic acid을 피부로 투여해 적절한 효과를 내려면 피부 면적이 17m^2 정도 필요합니다. 이 넓은 면적을 어찌 동원하겠습니까.

이렇듯 생체 이용률도 낮고 적용할 만한 재료도 많지 않은데 굳이 패치를 붙여서 투약하는 이유는 뭘까요? 원래 패치를 개발한 의도는 링거와 비슷하게 약물이 장시간에 걸쳐 서서히 침투해서 혈중 약물 농도를 일정하게 유지하기 위해서였습니다. 갱년기 장애로 인한 호르몬 투여나 강한 만성 통증 치료제 같은 경우 이렇게 혈중 농도를 일정하게 유지하는 것이 중요하기 때문이죠. 담배를 끊으려는 사람도 마찬가지입니다. 이틀에 한 번 금연 패치를 붙이는 것이 하루에 여러 번 알약을 삼키는 것보다 더 편할 테니까요.

의도한 대로 패치는 유효 성분을 꽤 긴 시간에 걸쳐 굉장히 고르게 방출하고, 사용 방법이 간편해 환자의 수고를 덜어줄 뿐 아니라, 간 초회 통과 효과까지 피해 갑니다.

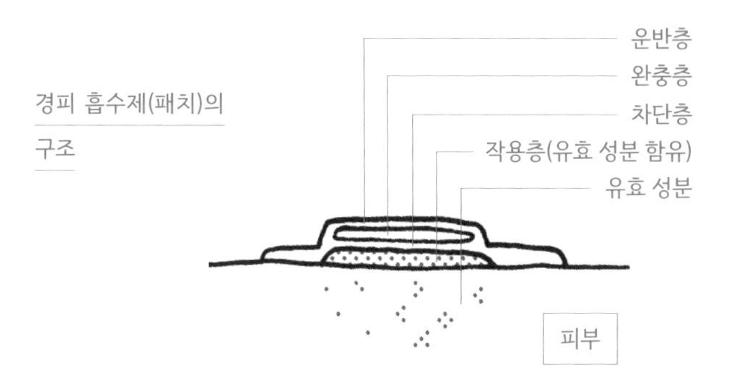

경피 흡수제(패치)의 구조

패치, 즉 경피 흡수제는 대략 위의 그림처럼 생겼습니다. 유효 성분을 함유한 약품은 맨 아래 작용층에 있고, 약품이 밖으로 새지 않도록 차단층으로 덮어 보호합니다. 그 위에는 외부 충격으로 차단층이 파손되지 않게 보호하는 완충층이 있고, 이 모두를 운반층에 잘 고정해서 누구나 간편하게 사용할 수 있게 만듭니다. 이 같은 패치의 포장을 뜯어 피부에 붙이면 유효 성분 분자들이 조금씩 일정하게 피부로 이동합니다.

패치 사용법은 매우 간단합니다. 그래도 조심해야 할 점이 있으니 간단히 짚고 넘어가겠습니다.

- 패치를 붙이는 부분은 습하지 않아야 하고, 털이 많아서는 안 되며, 상처가 있거나 문신을 한 부위도 안 됩니다. 특히 호르몬이 함유된 패치는 가슴에 붙이면 안 됩니다. 배, 등, 위팔, 허벅지가 적당합니다.
- 털이 길면 자르고 붙입니다. 하지만 면도는 하지 않는 게 좋습니다. 면도 후에는 피부에 작은 상처가 남기 때문입니다. 긴 털을 가위로 자르기만 해도 충분합니다.
- 패치 붙일 부분을 깨끗이 합니다. 가능하면 비누를 사용하지 않고 물로만 닦고, 로션이나 크림은 바르지 않습니다.
- 패치를 자르면 안 됩니다. 잘린 단면을 통해 너무 많은 유효 성분이 한꺼번에 방출돼 과용량에 이를 수 있습니다.
- 패치를 붙인 채로 샤워나 목욕, 수영을 해도 되지만, 수온이 37℃를 넘지 않아야 합니다. 일광욕이나 사우나는 피하는 게 좋습니다. 피부 혈액 순환이 활발해지면 과용량에 이르거나 부작용이 생길 수 있습니다. 열이 높을 때도 문제가 생길 수 있습니다.
- 며칠에 한 번씩 패치를 교체해야 한다면 달력이나 스마트폰에

패치 교체하는 날을 메모해 두는 게 좋습니다. 바쁘게 살다 보면 누구라도 깜빡 잊어버리거나 헷갈릴 수 있으니까요. 간혹 먼저 붙인 패치를 떼지 않고 새 패치를 붙이는 사람이 있는데, 반드시 기존 패치를 떼고 붙여야 합니다. 안 그러면 과다 투약으로 부작용이 나타날 수 있습니다. 또, 늘 같은 자리에 패치를 붙이면 피부가 손상될 수 있으므로 위치를 조금씩 옮겨 붙입니다.

정맥

정맥 주사로 약물을 직접 투여하면 급행열차를 탄 듯 효과가 빠를 뿐 아니라, 유효 성분이 온전히 혈액에 도달하므로 생체 이용률이 100%가 됩니다. 약 성분이 정맥 시스템에서 여행을 시작하므로 여기서부터 아무런 방해도 받지 않고 오른쪽 심장, 허파, 왼쪽 심장을 차례로 거쳐 가기만 하면 됩니다. 당연히 위산에 파괴될 일도, 장 점막을 통과하지 못하고 배출될 일도 없으며, 간에서 대사를 거쳐 변형될 염려도 없습니다. 다만 주사제는 가정에서 활용하기에는 적합하지 않다는 큰 단점이 있습니다.

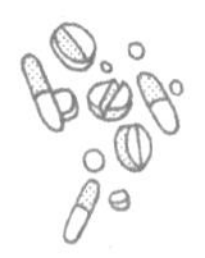

2

목적지에 도달한 약은 어떻게 작용할까?

1908년에 노벨 생리 의학상을 받은 파울 에를리히는 급성 전염병인 디프테리아에 대한 항독소를 만드는 데 성공했을 뿐 아니라, “물질은 결합하지 않고는 작용하지 않는다.”라는 명언도 남겼습니다. 당시에는 이 말을 증명할 분석적 방법이 없었지만, 후세대의 연구를 통해 그의 말은 사실로 판명됐습니다.

약물도 예외가 아닙니다. 약이 몸속에서 효능을 발휘하려면 뭔가와 결합해야 합니다. 우리 몸에서 바로 이 '뭔가'에 해당하는 결합 부위를 '수용체receptor'라고 합니다. 그렇다고 수용체가 모든 약과 결합하는 것은 아닙니다. 자물쇠마다 꼭 맞는 열쇠가 정해져 있듯이 수용체마다 결합할 수 있는 물질이 다릅니다. 우리가 삼킨 알약이 기나긴 여행 끝에 수용체 앞에 다다랐다면 목적지의 현관문 앞에 도착한 셈입니다. 하지만 현관문에는 자물쇠가 단단히 채워져 있고, 열쇠를 가진 약만 문을 열고 들어갈 수 있습니다. 수용체라는 자물쇠에 꼭 맞는 열쇠를 전문 용어로 '리간드ligand' 또는 '배위자'라고 합니다. 이렇게 수용체와 리간드가 상호 작용하는 것을 '수용체-리간드 상호 작용' 또는 '수용체-배위자 반응'이라고 합니다.

수용체와 리간드가 제대로 작용하려면 두 가지 조건을 갖춰야 합니다. 먼저, 수용체는 혈액에 떠다니는 수많은 열쇠 중에서 자기에게 맞는 것을 식별할 줄 알아야 합니다. 그리하여 해당 리간드가 아닌 엉뚱한 분자가 '도킹'을 시도하면 차단 메커니즘을 실행해야 합니다. 그리고 리간드는 수용체와 결합해 목적했던 효과를 내야 합니다. 수용체와 리간드가

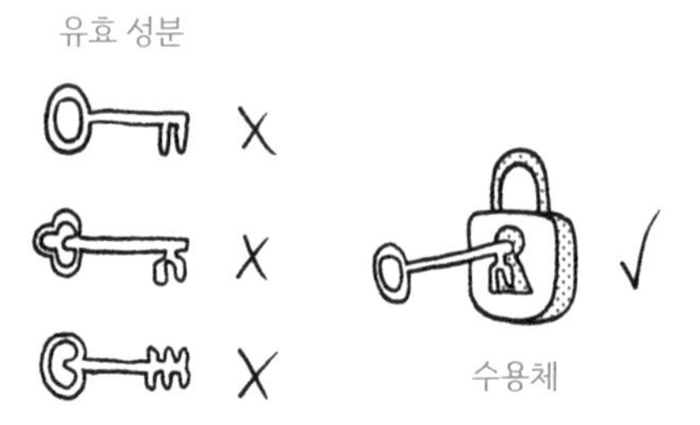

약물이 효능을 발휘하려면 열쇠와 자물쇠처럼 유효 성분과 수용체가 협력해야 한다.

이런 방식으로 협력하는 것을 '수용체-효과기 접합'이라고 합니다.

리간드는 체내에서 생성되는 것도 있고 외부에서 들어오는 것도 있습니다. 체내 리간드를 '내인성 리간드'라고 하며, 호르몬이나 신경 전달 물질 등이 여기에 속합니다. 이와 달리 약물은 몸 밖에서 들어오는 것이므로 '외인성 리간드'입니다.

리간드라는 열쇠가 어떻게 작용하는지 자세히 살펴보려면 '친화도'와 '내재성 활성'이라는 용어를 먼저 알아야 합니다. 지금부터 차근차근 설명할 테니, 부디 어려운 용어가 나왔다고 책을 덮어 버리지 않기를 바랍니다.

여기, 내일부터 아침마다 조깅을 하러 나가겠다고 결심한 사람이 있습니다. 그가 아침에 잠에서 깨자마자 벌떡 일어나 준비해 둔 운동화를 신고 정말로 조깅하러 나갈 것인지, 아니면 평소처럼 여유 있게 아침을 먹고 신문을 읽으며 미적대다가 결국 조깅을 포기할 것인지는 조깅에 대한 그 사람의 친화도에 달렸습니다. 조깅에 대한 친화도가 높으면 망설임 없이 출발하는 것이죠. 그런데 그가 얼마나 오래 뛸 것인지, 땀이 나도록 뛸 것인지, 열량을 몇 킬로칼로리나 소모할 것인지는 친화도와 상관없습니다. 이 같은 성과는 내재성 활성에 따라 달라집니다.

이 예시를 약리학에 적용해 보겠습니다. 약은 수용체에 대해 친화도가 높아야 합니다. 이것은 약의 기본 조건입니다. 그래야 약이라는 외인성 리간드가 수용체와 빠르게 결합할 수 있고, 그 뒤에 내재성 활성이 일어날 테니까요. 그런데 친화도는 약의 기본 조건이지만, 내재성 활성을 부추길지 억누를지는 선택 사항입니다.

자동차 조수석에 앉아 가는데 커브를 돌 때마다 속이 메슥거린다고 상상해 봅시다. 우리 몸은 방향이 자꾸 바뀌면 잘 적응하지 못해서 힘들어합니다. 이럴 때 속이 울렁거리는 까

닮은 체내 전달 물질인 히스타민histamine 때문입니다. 히스타민은 동물의 조직 내에 널리 존재하는 물질로, 단백질 분해 산물인 히스티딘histidine에서 생성되는데, 몸이 이리저리 흔들릴수록 더 많이 생성됩니다. 그리고 혈액에 실려 몸속을 여행하던 히스타민열쇠이 수용체자물쇠에 도킹하면 구토 중추에 신호를 보내게 되고, 결국, 아, 제발, 살살 좀, 욱!

이처럼 수용체에 결합해 신호를 내보내는 약물을 '작용제'라고 합니다. 작용제는 내인성 물질의 작용을 모방하므로 내재성 활성이 높습니다.

당연한 말이지만, 멀미에 시달리는 사람은 이런 작용제를 복용하지 않습니다. 디멘히드리네이트dimenhydrinate와 디펜히드라민diphenhydramine 같은 멀미 예방약은 작용제와 반대로 행동합니다. 항히스타민제에 속하는 이 두 약품은 히스타민 수용체에 대한 친화도가 높아서 체내에 들어가면 재빨리 그곳에 도킹합니다. 그러면 히스타민이 수용체에 결합하지 못해서 구토 중추에 신호를 보낼 수 없습니다. 즉, 약물이 히스타민의 내재성 활성을 억제합니다. 이렇게 신호 전달을 차단하는 약물은 '길항제'라고 합니다.

부작용 없는 효능은 없다

우리 몸의 양쪽 콩팥 위에는 부신이라는 내분비샘이 있습니다. 신체적 혹은 정신적으로 스트레스를 받으면 부신에서 아드레날린adrenaline이라는 호르몬을 분비합니다. 아드레날린이 몸에 축적된 에너지를 빠르게 이용해 힘을 내게끔 도와주기 때문이죠. 아드레날린은 교감 신경을 흥분시킵니다. 그러면 혈압이 상승하고, 맥박이 빨라지며, 기관지가 확장되어 산소 분자를 잔뜩 받아들일 수 있게 됩니다. 그리고 근육이 힘을 낼 수 있도록 혈당치가 올라갑니다. 긴박한 상황에서는 여유롭게 화장실에 갈 시간이 없으므로 소화도 멈춥니다. 이로써 우리는 맞수와 싸워 이기거나, 스밀로돈검치호을 피해 필사적으로 도망갈 힘을 얻습니다.

현대인은 스밀로돈과 마주칠 일이 없는데도 석기 시대부터 이어져 오는 물질대사 작용은 그대로입니다. 스밀로돈과 싸우든, 상사한테 꾸중을 듣든, 우리 몸은 모든 스트레스 상황에서 똑같은 일을 수행합니다.

문제는 상사나 진상 손님 또는 배우자가 우리의 신경을 건드릴 때, 아드레날린이 교감 신경을 자극해 혈압이나 혈당치

석기 시대부터 이어져 오는 물질대사가 때로는 건강을 해치기도 한다.

• 상사
• 세무서
• 진상 손님
심혈관계:
맥박 수 증가,
혈압 상승
근육:
힘을 발휘할 수 있도록
혈당치 상승
허파:
기관지 확장

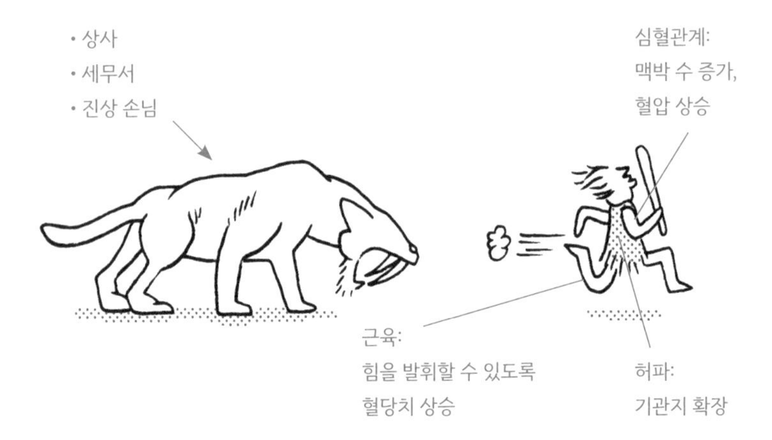

가 올라가는 현상이 건강에는 하등 도움이 되지 않는다는 사실입니다. 그 상황에서 도망가거나 상대의 정강이를 콱 걷어차 버리고 싶겠지만, 둘 다 적절한 대처가 아님을 알기에 대부분 꾹 참습니다. 그렇게 스트레스가 자꾸 쌓이면 아드레날린과 노르아드레날린noradrenalin 수치가 계속 높은 상태로 유지됩니다. 그러면 장기적으로 굉장히 피곤하고 지친 기분이 들 뿐 아니라, 심혈관계 건강에도 해를 미치게 되고, 불안 장애가 생길 확률이 높아집니다. 이럴 때는 운동을 하면 도움이 됩니다. 스밀로돈을 피해 도망치다 보면 아드레날린 수치가 다시 떨어지거든요.

이런 이야기가 약물의 작용이나 부작용과 무슨 관계가 있느냐고요? 신체에서 심장, 혈관, 호흡기, 내장 등의 근육은 우리의 의지와 상관없이 스스로 움직이는데, 이러한 근육을 조절하는 신경 계통을 '자율 신경계'라고 합니다. 자율 신경계에는 교감 신경을 자극하는 리간드와 결합하는 여러 가지 수용체가 있습니다. 크게 알파α 수용체와 베타β 수용체가 있고, 이들은 다시 $\alpha 1$ 수용체, $\alpha 2$ 수용체, $\beta 1$ 수용체, $\beta 2$ 수용체 등으로 분류됩니다. 스트레스 호르몬인 아드레날린과 노르아드레날린은 바로 이들 수용체와 결합해 여러 가지 작용을 유발합니다.

좀 더 구체적으로 알아보겠습니다. 베타 수용체 중에서도 $\beta 1$ 수용체는 주로 가슴에 자리 잡고 있으며, 심장 박동에 영향을 끼칩니다. 아드레날린이 $\beta 1$ 수용체에 결합하면 레닌renin이라는 호르몬이 분비됩니다. 레닌은 혈관을 좁힘으로써 혈압을 높입니다. 혈압이 너무 높으면 위험하므로 혈압을 낮추는 약이 필요합니다. 바로 베타 차단제입니다. 베타 차단제는 아드레날린이 베타 수용체에 결합하지 못하도록 막는 길항제입니다. 체내에 들어간 베타 차단제가 $\beta 1$ 수용체에 결합하면 그만큼 아드레날린이 결합할 자리가 줄어들므로 혈압이 다시 떨어지는 것이죠. 스트레스가 있건 없건, 베타 차단제는 잦은맥박과 고혈압을 안정시키는 데 효과가 좋습니다. 특정 불안 장애에도 잘 듣습니다.

한편 석기 시대 조상의 이야기에서 배웠듯 스밀로돈을 피해 재빨리 도망가려면 평소보다 산소가 많이 필요합니다. 다행히 기관지에도 베타 수용체들이 있습니다. 호흡기 계통에서 주로 활동하는 것은 β2 수용체입니다. 아드레날린이 β2 수용체에 결합하면 기관지에 확장 신호가 전달되고, 허파에 더 많은 산소를 공급할 수 있게끔 기관지가 확장됩니다.

그런데 혈압을 낮추느라 복용한 베타 차단제가 β2 수용체에 결합하면 어떻게 될까요? 그렇습니다, 기관지가 확장되지 않습니다. 따라서 천식이나 만성 폐쇄성 폐 질환처럼 기도가 좁아지는 질환이 있는 환자들에게는 베타 차단제를 투여하면 안 됩니다. 기관지가 수축해 오히려 호흡 곤란 증세가 심해질 수 있습니다. 물론 심장의 β1 수용체에만 선택적으로 작용하는 심장 선택성 베타 차단제도 있습니다. 이런 약이라면 호흡기에 미치는 부작용이 대폭 줄어들 것입니다. 하지만 수용체를 세세하게 선택할 수 없는 비선택적 베타 차단제도 많습니다. 부작용은 바로 이런 방식으로 발생합니다.

다시 한번 자물쇠수용체와 열쇠리간드를 떠올려 봅시다. 베타 수용체는 우리 몸 여러 부위에, 여러 종류가 있습니다. 이들을 하나의 마스터키 시스템에 속한 각각의 자물쇠라고 볼 수 있습니다. 약품은 대개 모든 자물쇠를 열 수 있는 마스터키에 해당합니다. 각 자물쇠에만 꼭 맞는 열쇠를 일일이 따로 만들기가 어렵기 때문입니다. 그러다 보니 마스터키는 꼭 열어야 할 자물쇠뿐 아니라 열 필요가 없는 자물쇠까지 열 수 있습니다. 때로는 그냥 잠가 두는 편이 좋은 자물쇠까지 마구 열어젖힐 수 있다는 뜻입니다. 이에 관해 약리학자 구스타프 쿠신스키가 정곡을 찌르는 말을 남겼습니다. "어떤 약이 부작용이 없다는 말을 들으면, 나는 그 약은 효능도 없지 않을까 하는 의심이 강하게 든다."

진통제의 작용 원리

독일의 약국에서 팔리는 진통제는 연간 1억 5,000만 갑에 달합니다. 그중 3,500만 갑은 의사가 처방한 것입니다. 진통제는 분명 놀라운 발명품이지만, 100% 무해한 약은 아닙니다. 따라서 의식적으로 취급하는 것이 중요합니다.

쿡쿡 쑤시고, 쓰라리고, 화끈거리고…… 통증은 독립적인 질병이 아니라 일종의 신호입니다. 몸에 상처나 염증이 생겼을 때 뭔가 조치를 하라고 해당 기관이 우리에게 신호를 보내는 것이죠. 어떤 통증은 그런대로 참을 만하지만 때로는 몹시 심한 통증으로 신호를 보낼 때도 있습니다. "당장 화로에서 손을 떼!"라던가, "뼈가 삐져나와 장기를 누르고 있어!"라고 외치는 위급한 상황이라면 통증이 아주 큽니다.

우리 몸은 통증을 느끼면 전달 물질인 프로스타글란딘prostaglandin을 합성하는데, 이 과정에서 사이클로옥시지네이스cyclooxygenase, COX라는 효소가 중간 다리 역할을 합니다. 조직에 상처가 생기면 먼저 COX 효소가 활성화되고, 그다음에 프로스타글란딘 입자들이 만들어집니다. 통증 전달자인 프로스타글란딘은 리간드입니다. 따라서 자기에게 맞는 수용체를 재빨리 찾아 결합합니다. 그러면 조직에 상처가 났다는 신호가 신경길과 척수를 거쳐 뇌로 향합니다.

진통제가 통증을 없애는 작용 방식은 크게 두 가지입니다. 첫째는 COX 효소의 활동을 억제해 프로스타글란딘이 합성되지 않게 차단하는 것으로, 애초에 통증 전달 물질이 생성되지 않아 뇌에 통증 신호가 전달되지 않습니다. 이렇게 작용하는 진통제가 비마약성 진통제입니다. 두 번째는 곧장 체내 시스템에 개입해 뇌와 척수에 있는 오피오이드opioid 수용체에 도킹하는 것입니다. 이 경우에는 통증 전달 물질이 뇌에 도착하기는 하지만 수용체에 결합하지 못하므로 메시지가 전달되지 않아 통증을 못 느낍니다. 이렇게 작용하는 진통제를 마약성 진통제 또는 '오피오이드'라고 합니다.

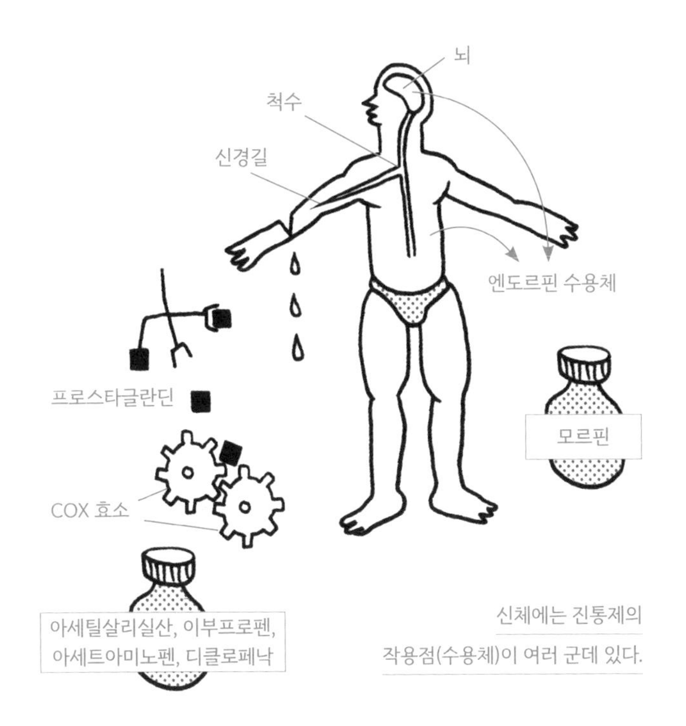

신체에는 진통제의
작용점(수용체)이 여러 군데 있다.

흔히 볼 수 있는 아세틸살리실산, 이부프로펜ibuprofen, 디클로페낙은 대표적인 비마약성 진통제입니다. 그런데 이들 진통제가 작용하는 방식은 위 점막에 문제를 일으키기도 합니다. 아세틸살리실산, 이부프로펜 등이 상처 입은 조직에서만 프로스타글란딘 합성을 억제하면 좋겠지만, 유감스럽게도 이들 약물은 전신에서 제 할 일을 열심히 합니다. 문제는 특정 프로스타글란딘이 통증 전달 외에 또 다른 임무도 수행한다는 것입니다. 바로 위 점막이 위산에 손상되지 않게끔 위벽 보호층을 생성하도록 자극하는 일입니다. 따라서 진통제를 장복하다 보면 위벽 보호 기능이 약해져 위 점막이 손상될 수 있습니다. 최악의 경우 출혈이 일어나 생명을 위협할 수도 있습니다. 부작용 없는 효능은 없습니다.

또 하나의 마스터키, 마약성 진통제

마약성 진통제가 '오피오이드'로 불리는 까닭은 화학적으로 아편opium과 비슷하기 때문입니다. 오피오이드 진통제는 다른 약으로는 효과가 충분하지 않을 때만 투여합니다.

알다시피 아편은 환각과 마비 작용을 하는 마약입니다. 그런데 어째서 우리 몸은 이런 물질에 꼭 맞는 수용체를 준비해 두었을까요? 이는 우리 몸이 엔도르핀endorphin이라는 체내 마약을 스스로 만들어 내기 때문입니다. 엔도르핀은 화학 구조가 아편과 비슷하며, 일명 '행복 호르몬'으로도 불립니다. 흔히 긴장을 풀고 기분 좋게 쉴 때 엔도르핀이 분비되는데, 아이러니하게도 번지 점프를 할 때처럼 스트레스 상황에 놓였을 때도 분비됩니다.

엔도르핀은 통증을 줄이고, 두려움을 완화하는 작용을 합니다. 하지만 통증은 위기 상황에서 생명을 구할 수 있는 신호가 될 수도 있는데, 우리 몸은 왜 통증을 억누르려고 하는 걸까요?

이쯤에서 다시 석기 시대 조상의 물질대사를 떠올려 봅시다. 스밀로돈이 뾰족한 송곳니를 드러내고 우리를 쫓아오는데, 아뿔싸, 넘어져서 무릎이 깨지고 말았습니다. 하지만 아파하며 울고 있을 시간이 없습니다! 얼른 나무 위로 올라가 다음 계획을 세워야 합니다. 우리 몸은 통증을 못 느끼고 두려움이 별로 없을 때 이런 일을 더 잘 수행합니다. 아, 인체는 얼마나 영리한가요.

통증이 아주 심할 때 처방하는 모르핀morphine, 펜타닐fentanyl, 틸리딘tilidine 같은 약품이 마약성 진통제에 속합니다. 오피오이드는 체내에서 엔도르핀의 수용체에 결합해서 통증을 못 느끼게 합니다. 그런데 오피오이드는 엔도르핀보다 거의 100배는 더 강력하게 작용합니다. 그래서 오피오이드의 용량을 제대로 정하지 못하면 중독에 이를 수 있습니다.

혹시 중독 외에 또 다른 부작용은 없을까요? 다시 말하지만, 부작용 없는 효능은 없습니다. 오피오이드라는 마스터키는 장에 있는 자물쇠도 열 수 있습니다. 왜냐고요? 생각해 보세요, 스밀로돈이 쫓아오는데 용변을 보고 있을 수는 없지 않겠습니까. 오피오이드가 장에 있는 수용체와 결합하면 장 운동이 억제됩니다. 이 때문에 오피오이드를 투여한 환자 중에 변비를 호소하는 경우가 종종 있습니다.

다행히 이처럼 달갑지 않은 작용을 유익한 쪽으로 활용하는 약도 발명됐습니다. 강력한 지사제인 로페라미드loperamide가 그것입니다. 로페라미드 역시 오피오이드에 속하지만, 이 약은 약화학자들이 분자를 변형해, 진통이나 환각 작용 없이 장에 있는 자물쇠만 열 수 있도록 만들었습니다.

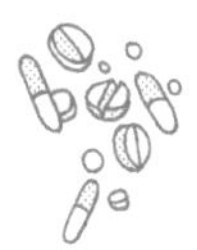

3

부작용이 너무나 두려운 그대에게

구스타프 쿠신스키의 말대로 어떤 약이 부작용이 없다는 말을 들었을 때, '그렇다면 효능도 없겠군.' 하고 생각하면 거의 틀리지 않습니다. 그런데 약은 왜 부작용을 동반할까요? 약이 좀 단순하기 때문입니다. 약 성분 입장에서는 오직 작용점인 수용체만이 중요해서 맞으면 그냥 도킹합니다. 득실을 따지지 않죠. '이 자물쇠를 열면 좋을까, 나쁠까?' 약은 이런 종류의 생각을 할 줄 모릅니다. 다행히 약을 먹었다고 무조건 부작용이 나타나지는 않습니다. 부작용은 대부분 용량과 관계있습니다. 용량을 늘릴수록 부작용이 나타날 확률이 높아집니다.

한편 원치 않았던 부작용이 오히려 환영받는 일도 가끔 있습니다. 가령 아스피린의 경우 주된 작용은 진통 효과이고, 부작용은 출혈 가능성이 있다는 것입니다. 최악의 경우 치명적인 위 출혈을 유발할 수도 있습니다. 그런데 아스피린의 작용으로 피가 난다는 것은 아스피린이 혈소판이 서로 달라붙지 않게 막아 준다는 뜻이기도 합니다. 그래서 아스피린은 진통제 외에 혈소판 응집 억제제로도 쓰입니다.

혈액 응고=체내 반창고

혈소판이 서로 달라붙으면 혈액이 응고하는데, 혈액 응고는 우리 몸에서 일상적으로 일어나는 일이고, 중요한 과정이니 좀 더 자세히 살펴보겠습니다.

혈소판은 우리 몸속 응급 처치 요원입니다. 아주 작은 상처만 생겨도 혈소판이 출동해 곧장 상처 난 조직으로 이동합니다. 혈소판은 단백질로 이루어졌고, 크기는 2~3μm 정도로 아주 미세합니다. 평소에는 비활성 상태로 가만히 혈장 속을 떠다닙니다. 그 어디에도 폐를 끼치지 않고자 팔다리를 접고 잠을 잡니다.

혈관에 상처가 나면 트롬빈thrombin이라는 효소가 혈소판을 깨웁니다. 잠에서 깬 혈소판은 팔을 뻗어 다른 혈소판과 서로서로 당겨 붙습니다. 그리고 동시에 피브린fibrin이라는 단백질을 방출합니다. 피브린은 일종의 접착제입니다. 따라서 혈소판이 출동하면 혈액이 응고해 체내 반창고가 생성되고, 이것이 상처를 막아 피가 흐르지 않는 것입니다.

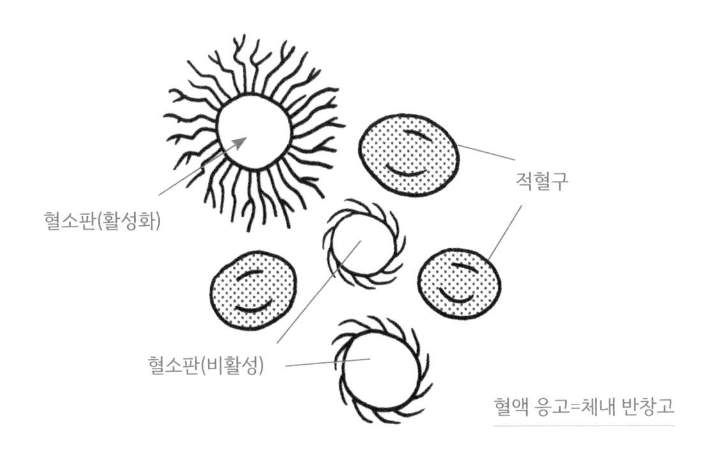

혈액 응고=체내 반창고

혈관계 내부에 상처가 있을 때도 이런 반창고가 만들어집니다. 혈관 속에서 만들어진 반창고가 바로 혈전입니다. 우리 몸은 상처가 다 나으면 혈전을 문제없이 녹여 제거합니다. 하지만 이런 기능에 문제가 있는 사람도 있습니다. 혈전이 너무 많이 생기거나 임무를 마친 혈전이 용해되지 않고 계속해서 혈관 속을 떠다니는 것이지요. 그러다가 어딘가 혈관이 좁아진 곳에 이르러 빠져나가지 못하고 혈관을 막아 버릴 수 있습니다. 어느 부분 혈관이 막히느냐에 따라 혈전증, 심근 경색, 뇌졸중, 폐 색전증 등이 발병합니다.

아스피린은 혈소판 응집 작용을 억제해서 뇌졸중이나 심근 경색을 막아 줍니다. 그것도 아주 적은 양으로 충분하니, 참으로 기특하지요. 다만, 용량을 과하게 쓰면 내출혈 위험이 올라가므로 주의해야 합니다. 축복과 저주는 한 끗 차이입니다.

오늘날 전 세계 학자들은 약물을 의도한 작용점에만 정확히 보내 부작용을 줄이는 연구에 심혈을 기울이고 있습니다. 이 같은 시도를 '표적화targeting'라고 합니다. 현재 독일의 예나대학교에서는 화학자, 재료학자, 약학자, 생화학자, 의학자들이 특별 연구팀을 꾸려 유효 성분이 정확히 목적지에 도달하는 항염증제소염제를 만들고자 노력하고 있습니다. 학자들이 연구에 성공할 때까지는 항생제가 좋은 균과 나쁜 균을 구분하지 못하고 무분별하게 모든 균을 죽이는 일도, 항암제가 암세포만 공격하지 않고 정상 세포까지 망가뜨리는 일도 감수할 수밖에 없습니다.

정확하게 복용하면 괜찮다

약품 사용 설명서에서 말하는 부작용 발생 빈도는 구체적으로 어느 정도일까요?

- 아주 흔하게: 환자 10명 중 1명 이상에서 부작용이 나타난다는 뜻입니다. 따라서 부작용이 나타날 확률은 최소 10% 이상이라고 보면 됩니다.
- 흔하게: 100명 중 1명 이상, 10명 중 1명 미만에서 나타난다는 뜻으로, 부작용이 나타날 확률은 최소 1~10% 미만입니다.
- 이따금: 1,000명 중 1명 이상, 100명 중 1명 미만에서 나타난다는 뜻으로, 확률은 0.1~1% 미만입니다.

- 드물게: 1만 명 중 1명 이상, 1,000명 중 1명 미만에서 나타난다는 뜻입니다. 따라서 확률은 0.01~0.1% 미만입니다.
- 아주 드물게: 1만 명 중 1명 미만에서 나타난다는 뜻. 따라서 부작용이 나타날 확률은 0.01% 미만이라고 보면 됩니다.

대체로 부작용은 약품을 제대로 다루지 않았을 때 나타납니다. 앞에서도 이야기했듯 용량을 늘릴수록 부작용이 나타날 확률이 높아집니다. 행여 부작용이 두려워 약 먹기가 망설여지는 사람이 있다면 용법과 용량을 잘 지켜 복용하면 큰 문제가 없다는 사실을 상기하기 바랍니다. 의사에게 약을 처방받을 때 자신의 몸 상태나 알레르기 정보, 평소에 복용하는 다른 약에 관해 상세히 알려 주면 그만큼 꼭 필요한 약을 정확히 처방받을 수 있습니다. 더불어 약국에서 약을 구매할 때도 약사의 복약 설명을 잘 듣고, 걱정되는 점이 있으면 적극적으로 물어보세요. 제대로 알고 마음 편하게 복용할 때 약도 잘 듣습니다.

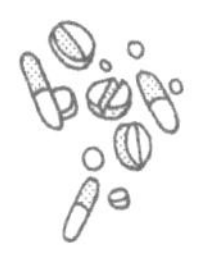

4

가짜 약도 효능을 발휘하는 약의 심리학

열 살 때, 맹장의 충양돌기가 말썽을 일으켰습니다. 열이 나고, 무지하게 배가 아팠습니다. 그런데 응급실에 도착해서 믿음직한 의사 선생님들을 보자마자 기적처럼 통증이 가셨습니다. 소독약 냄새와 백색 등이 어우러져 플라세보placebo 효과를 낸 것이었죠. 못 믿는 사람도 있겠지만, 플라세보 효과는 누구에게나 나타날 수 있습니다.

플라세보, 즉 '속임약'은 우리가 짐작하는 이상으로 효능을 발휘합니다. 독일 에센 대학교의 플라세보 연구자인 만프레드 셰틀롭스키 교수는 진짜 약의 효능도 최대 70%가 플라세보 효과에 기반을 둔 것일 수 있다고 봅니다. 고대 그리스의 의학자 히포크라테스 역시 통상적인 방법으로 치료할 수 없는 환자들에게 속임약을 처방하곤 했는데, 그것이 놀라운 효과를 냈다고 합니다.

실제로 환자의 긍정적인 기대는 약물 치료에 결정적인 영향을 미칩니다. 의사가 환자에게 치료 방법을 설명할 때, 복용할 약품의 위험이나 부작용을 강조하기보다 낙관적인 태도로 치료 가능성을 부각하면, 같은 약이라도 훨씬 더 효과가 좋습니다. 물론, 독일에서 개업의가 환자 한 사람을 진료하는 시간이 평균 7.5분밖에 되지 않는다는 통계로 짐작건대, 이런 인식을 실천에 옮기기가 쉽지는 않겠지만요.

놀라운 사실은 환자가 자신이 복용하는 약이 속임약이라는 사실을 알고 있을 때도 플라세보 효과가 나타난다는 것입니다. 단, 이 결과는 환자들에게 플라세보 효과에 관해 미리 설명해 주었을 때만 유효했습니다.

관련 실험을 소개합니다. 스위스 바젤 대학교의 심리학자들은 하버드 의대 학자들과 공동으로 플라세보 효과를 시험했습니다. 연구자들은 160명의 자원자를 세 그룹으로 나누어 실험을 진행했습니다. 먼저, 모두에게 온도가 서서히 높아지는 발열판과 피부에 바르는 연고를 나누어 주었습니다. 그리고 발열판을 아래팔에 대고 있다가 뜨거워서 못 견디겠다 싶을 때 발열판을 제거하고, 연고를 발라 통증을 달래면 된다고 설명해 주었습니다.

연구자들이 나누어 준 연고는 모두 속임약이었습니다. 다만, 첫 번째 그룹에는 그것이 가짜라는 사실을 숨겼습니다. 따라서 그들은 연고에 진정 효과를 내는 성분이 당연히 포함되어 있다고 생각했습니다. 두 번째 그룹에는 속임약이라고 버젓이 적힌 연고를 주었습니다. 그리고 이들에게 플라세보 효과에 대해 자세히 설명해 주었습니다. 세 번째 그룹에는 아무런 설명 없이 속임약이라고 적힌 연고를 주었습니다.

실험 결과, 첫 번째와 두 번째 그룹은 연고를 바른 뒤 통증이 상당히 줄어들었다고 답했습니다. 즉, 연고가 가짜라는 사실을 알고 있었던 참가자들도 연고를 바른 뒤 통증이 가라앉았다고 보고한 것입니다. 하지만 세 번째 그룹 사람들은 연고를 바르고도 효과를 보지 못했으며, 심지어 다른 그룹

참가자들보다 더 심하게 통증을 호소했습니다. 이 같은 결과로 플라세보 효과를 인정하면 속임약도 효능을 발휘한다는 사실을 확인할 수 있었습니다.

연구 결과에 의하면 플라세보는 통증을 3분의 1 정도 덜어줄 수 있다고 합니다. 예전에는 이런 진정 효과를 그저 심리적인 현상으로 여겼으나, 오늘날에는 플라세보 효과가 신체에서 일어나는 화학 과정에 기반하고 있음이 증명되었습니다. 통증을 완화하는 플라세보가 놀랍게도 오피오이드, 즉 마약성 진통제의 수용체에 작용한다는 것이 밝혀진 것이죠. 플라세보 효과가 나타날 때는 체내에서 오피오이드와 비슷한 물질이 신속하게 생산됩니다. 이렇게 생겨나는 물질을 '내인성 오피오이드'라고 합니다. 그렇다면 플라세보 효과가 나타날 때 체내에서 오피오이드와 비슷한 물질이 만들어진다는 것은 어떻게 알 수 있을까요? 이를 규명하기 위해 연구자들은 시험 대상자들에게 오피오이드 길항제인 날록손naloxone을 투여했습니다. 날록손은 수용체로부터 오피오이드를 밀어내고, 그 자리를 차지함으로써 오피오이드 작용을 차단하는 물질입니다. 플라세보 효과가 나타나서 통증이 가라앉았던 상태에서 날록손을 투여하자, 사람들은 금세 통증이 전만큼 심해졌다고 호소했습니다. 오늘날에는 자기 공명 영상MRI으로도 플라세보 효과를 확인할 수 있습니다.

플라세보 효과를 유도하는 방법이 또 있습니다. 종소리만 들으면 침을 흘리는 '파블로프의 개' 이야기를 들어본 적 있을 것입니다. 파블로프의 개처럼 되풀이되는 일정한 자극에 반응하도록 하는 학습을 '조건화'라고 합니다. 셰틀롭스키 교수는 면역계도 이와 비슷하게 훈련할 수 있음을 증명했습니다. 그는 심장을 이식받은 쥐의 몸에서 거부 반응이 나타나지 않게끔 면역 억제제를 투여했는데, 처음에는 인공 감미료를 약과 섞어 투여하다가 얼마 뒤에 약은 빼고 인공 감미료만 투여했습니다. 그랬더니 쥐들의 면역계가 계속해서 면역 억제제 치료를 받은 것처럼 반응했습니다.

지금까지 별 기대 없이 약을 먹었다면, 오늘부터 마음가짐을 바꿔 보기 바랍니다. 약효가 더욱 긍정적으로 나타날지도 모릅니다. 사랑하는 반려견에게도 이번 장을 조용히 낭독해 주세요. 물론 반려견이 책 내용을 이해할 수는 없겠지만, 주인이 편안한 목소리로 읽어 주는 것만으로도 반려견은 주인의 긍정적인 기대를 느낄 수 있습니다. 건강에 관해 주인이 낙관적인 태도를 보이면 반려견도 영향을 받습니다. 이런 현상을 간접적인 플라세보라고 하며, 신생아나 유아에게서도 관찰할 수 있습니다.

플라세보의 부작용, 노세보 효과

독일의 지역 의료 보험에서 발표한 내용에 따르면 가입자의 28%가 의약품 첨부 문서를 읽은 뒤 부작용이 걱정되어 복용을 포기한다고 합니다. 부작용이 있을 수 있다는 것을 알기만 해도 실제로 부작용이 나타날 수 있다는 것이 여러 연구의 결과입니다. 플라세보 관련 실험에서 참가자들에게 특정 약에 대한 부작용을 알리면, 그 약 성분이 없는 속임약을 투약한 그룹에서도 네 명 중 한 명꼴로 부작용을 보입니다. 심지어 그중에는 부작용 때문에 너무 힘들어 연구에서 하차하는 사람들도 있습니다.

실제 사례를 소개합니다. 어느 26세 청년이 연인과 심하게 다투고 너무나 상심한 나머지 죽을 마음을 먹었습니다. 마침 우울증 때문에 처방받은 약이 있었는데, 그는 가지고 있던 우울증 치료제를 한꺼번에 삼켰습니다. 알약 29개였습니다.

얼마 안 가 몸에 이상이 생겼습니다. 청년은 몸을 심하게 떨면서 주저앉았고, 이내 다른 사람의 도움을 받아 병원을 찾았습니다. 중환자실 의사들은 그를 안정시키려고 노력했습니다. 그런데 청년은 약품 연구에 참여하고 있었고, 플라세보 그룹에 속해 있었습니다. 물론 자신이 먹는 약이 속임약이라는 사실은 모르고 있었죠. 의사가 그 약은 속임약이라고 설명해 주자 청년은 채 15분도 안 되어 기운을 차렸습니다.

지금까지 이야기한 것처럼 환자가 약에 관해 부정적으로 생각해서 가짜 약을 먹고도 부작용을 겪거나 약의 효능을 믿지 못해 진짜 약을 먹어도 약효가 나타나지 않는 현상을 노세보nocebo 효과라고 합니다.

말에는 힘이 있습니다. 그렇다고 환자들에게 부작용에 대해 함구해야 할까요? 그렇지 않습니다. 환자들은 위험과 부작용에 대해 올바로 알 권리가 있습니다. 그러니 부작용을 알리되, 환자의 두려움을 덜어 주는 방법으로 설명하는 것이 좋겠습니다. "이 약을 먹은 환자 중 90% 이상은 두통 증세를 보이지 않았습니다."라는 말이 "이 약을 먹으면 두통이 흔하게 나타납니다."라는 말보다 훨씬 더 긍정적으로 느껴질 테니까요.

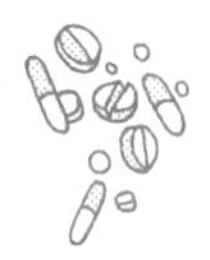

5

시간생물학과 약리학의 컬래버레이션

생명 활동에는 일정한 리듬이 있습니다. 체온 조절, 호르몬 분비, 물질대사, 월경, 수면과 각성 등 생물체의 생명 활동에 생기는 여러 종류의 주기적인 변동을 '생체 리듬'이라고 하는데, 이 리듬은 우리 삶에 굉장한 영향을 미칩니다. 생체 리듬은 몸속에 내장된 '생체 시계'가 관장합니다. 생체 시계는 우리 몸이 하루 중 언제 소화를 가장 활발하게 할 것인지,

언제쯤 피곤해서 축 처질 것인지, 심지어 언제 태어나고 죽을 것인지에도 관여합니다. 2017년에 생체 시계 연구자들이 노벨 생리의학상을 받은 것만 봐도 생체 시계가 인간에게 얼마나 중요한 시스템인지 짐작할 수 있습니다.

생체 시계가 어떻게 작동하는지 알아보기 위해 먼저 뇌 구조를 좀 살펴보겠습니다. 생체 리듬에 관여하는 부분은 시신경 교차 상핵suprachiasmatic nuceleus, SCN입니다. 이름 그대로 시신경이 교차하는 지점 위쪽에 있는 작은 신경핵을 일컫습니다. SCN은 눈과 직접 연결돼 있어서 망막을 통해 들어오는 빛의 상태를 매 순간 감지합니다.

때로 우리는 피곤하고 의욕이 없기도 하며, 반대로 나무라도 뽑을 듯이 활력이 넘치기도 합니다. 이러한 몸 상태를 결정하는 물질이 몸속에 있으니, 이름하여 멜라토닌melatonin입니다. 멜라토닌은 머리의 가운데 부분에 있는 솔방울샘에서 분비되는 호르몬으로, 빛의 양과 밀접하게 관련이 있습니다. 햇살이 환하게 내리쬐면 SCN이 빛을 감지하고, 이에 따라 솔방울샘은 멜라토닌 분비를 중단합니다. 그러면 우리의 몸 상태는 쌩쌩하게 살아나고, 눈을 붙이고 싶은 욕구가 전혀 들지 않습니다. 그러다가 날이 어두워지면 솔방울샘이 다시

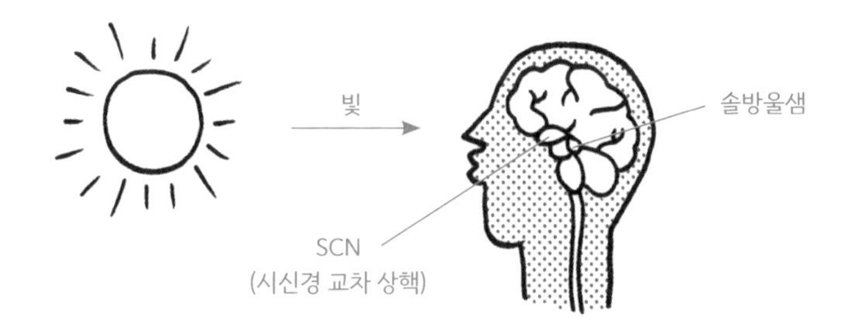

해가 뜨면 솔방울샘은 활동을 중단한다.

멜라토닌을 분비하고, 우리는 졸리고 피곤해서 눕고 싶어집니다.

그러나 모든 사람의 생체 리듬이 이와 같지는 않습니다. 저로 말할 것 같으면 '아침에 일어나 일단 커피를 마시기 전에는 입도 떼고 싶지 않은' 유형입니다. 한번은 저녁에 퇴근하려는데, 그날 아침에 자가용을 운전해서 약국에 출근했는지, 버스를 타고 출근했는지 기억이 나지 않았습니다. 버스에서 졸다가 제시간에 출근하지 못한 적도 있습니다. 그렇습니다, 저는 올빼미형 인간입니다.

징징대고 싶지는 않지만, 현대 사회에서 올빼미형 인간은 아침부터 쌩쌩한 종다리형 인간보다 여러 가지로 살아가기가 힘듭니다. 우울증과 불안 장애에 시달리는 비율도 올빼미가 종다리보다 더 높습니다. 전형적인 올빼미들은 출퇴근 시간처럼 이 사회에서 통용되는 표준 리듬에 맞춰 살아가기가 어려워 일상이 힘겨워질 수 있습니다. 올빼미에게는 아침 댓바람부터 쌩쌩하게 능력을 발휘하는 일이 여간 어려운 게 아닙니다. 가뜩이나 생체 리듬이 뒤로 밀리는 사춘기 올빼미들에게는 더더욱 쉽지 않습니다. 그러다 보니 학교에서 종다리들은 칭찬을 더 많이 듣고, 올빼미들은 꾸중을 더 많이 듣습니다. 평균 성적도 종다리보다 올빼미가 떨어집니다. 그도 그럴 것이 등교한 뒤 책상에 엎드려 코 골며 자는 건 '능동적인 수업 참여'와 거리가 머니까요. 결국, 올빼미들은 영원히 사회적 시차 증후군에 시달리며 살아갑니다.

한편 계속 시간대를 바꿔 가면서 일하는 교대 근무자들은 올빼미보다 더 힘듭니다. 하루 주기 리듬을 계속 바꾸게 되면 밤낮 리듬이 뒤죽박죽돼서 불면증, 물질대사 문제, 위궤양, 심혈관 질환 등에 걸릴 위험이 커집니다. 전문가들은 이런 생활 방식이 암 발병률을 높이는 건 아닌지 살펴보고 있습니다.

시차 증후군과 교대 근무

다른 대륙으로 장거리 여행을 해 본 사람은 시차 증후군을 익히 경험해 보았을 것입니다. 시차 증후군은 우리 뇌에 있는 SCN이 새로운 환경의 밤낮 리듬에 맞게 소프트웨어를 업데이트하느라 잠시 제 기능을 하지 못해서 생기는 현상입니다. 환경이 바뀌면 뇌가 알아서 SCN 업데이트를 진행합니다. 그래서 생체 시계가 새로운 환경에 완전히 적응하기 전까지 우리는 낮에 졸리고 밤에 잠이 안 오는 수면 장애에 시달리는 것입니다. SCN 업데이트에 걸리는 시간은 시차에 따라 차이가 있는데, 완전히 마치기까지 2~18일이 걸립니다. 교대 근무자, 특히 근무 시간이 자주 바뀌는 사람은 주변 환경과 생체 시계를 동기화하기가 몹시 어렵습니다. 해가 뜨고 지는 리듬은 바뀌지 않는데, 일어나고 잠자는 리듬은 자꾸 바뀌니까요.

생체 리듬 이야기를 길게 한 데는 다 이유가 있습니다. 몸속 기관, 세포 구조, 호르몬 등이 모두 생체 리듬의 영향을 받아서 시간에 따라 활동 상태가 달라지기 때문입니다. 그러므로 약효도 시간에 따라 달라질 수밖에 없습니다. 물론 알약은 지금이 몇 시인지 모릅니다. 그래도 생체 시계는 약효에 영향을 미칩니다. 생체 시계가 약물 치료에 어떤 영향을 미치는지 연구하는 학문이 바로 시간약학chronopharmacology입니다. 시간약학의 목표는 적기에 약을 투여함으로써 치료 효과를 극대화하는 것입니다. 이를 '크로노테라피chronotheraphy' 또는 '시간 요법'이라고 합니다. 특정 약을 아침 식사 전 또는 잠자리에 들기 전에 먹으라는 지시는 이런 연구에서 비롯한 것입니다.

열이 났다가 내리는 경험을 해 본 사람이라면 체온이 변하는 것을 느꼈을 것입니다. 굳이 열이 날 때가 아니어도 사람의 체온은 하루 내내 똑같은 수치로 고정돼 있지 않습니다. 심장 박동 수나 혈압도 마찬가지입니다. 생체 시계가 요구하는 활동에 따라 모두 조금씩 변합니다.

생물체 내부에서 낮과 밤의 변화에 맞춰 24시간 주기로 일어나는 흐름을 '일주기日週期 리듬'이라고 합니다. 24시간 주기의 리듬은 단세포 생물부터 동식물에 이르기까지 모든 생명체에서 발견되는 현상입니다. 넓게 보면 1개월, 1년, 나아가 일생을 아우르는 생체 리듬이 존재하지만, 최근에는 24시간에 맞춰 움직이는 일주기 리듬을 생체 리듬으로 범위를 좁혀 정의하고 있습니다.

일주기 리듬은 약이 체내에 얼마나 잘 흡수될지, 간이 어떻게 약물을 변화시킬지, 먹은 것을 다시 배설하기 위해 콩팥이 얼마나 활동할지에 영향을 미칩니다. 그래서 시간에 따른 혈중 약물 농도의 변화를 관찰해 약물의 흡수, 분포, 대사, 배설을 연구하는 학문이 있는데, 이를 시간약물동태학chrono-pharmacokinetics이라고 합니다.

약물의 흡수율은 소장에서 혈액 순환이 얼마나 잘 되는가에 좌우됩니다. 소장에서 흡수가 잘 된다는 말은 소장의 미세한 구멍들이 열려 있다는 뜻입니다. 피부를 자세히 보면 땀구멍들이 보입니다. 소장에도 그런 구멍들이 있어서 약물 분자들이 소장 점막을 통해 혈액 쪽으로 이동해 온몸으로 빠르게 수송됩니다.

일반적으로 소화 활동과 그로 인한 장의 혈액 순환은 밤부터 새벽까지 가장 활발합니다. 이 시간은 대개 사람들이 편안히 쉬는 때여서 낮처럼 전투태세를 갖추고 있지 않기 때문이죠. 따라서 약물은 낮보다 밤에 더 많이 흡수됩니다. 그리고 밤에는 약물이 혈액 속에 더 오래 머무릅니다. 이 시간에는 콩팥도 혈액 속의 노폐물을 걸러내는 활동을 줄이거든요.

그 덕분에 우리는 밤에 자다가 소변을 보러 가느라 계속 깨지 않아도 됩니다. 아침에 알약을 먹으면 흡수되는 약 성분이 그리 많지 않습니다. 대신 약효는 낮보다 빠르게 나타납니다. 위를 비우는 데 걸리는 시간이 낮보다 짧아서 그만큼 빠르게 소장에 도달하기 때문입니다.

'모든 일에는 때가 있다'는 말은 약 먹는 데도 적용됩니다. 하지만 세상에는 종다리도 있고 올빼미도 있습니다. 이들의 생체 시계가 언제나 똑같을 리 만무하지요. 당연히 약이 어떤 시간에 어떻게 작용할 것인지도 사람마다 다릅니다. 그리하여 독일 샤리테 대학 병원의 연구자들이 우리 몸속의 생체 시계가 몇 시인지 확인할 수 있는 혈액 테스트를 개발했습니다. 사람의 생체 시간을 보여 주는 12개의 유전자를 발견한 것입니다. 생체 시간을 보여 주는 유전자도 12개, 시계의 숫자판을 구성하는 숫자도 12개라니, 재미있는 우연입니다.

이 연구 덕분에 개인 맞춤형 크로노테라피의 초석이 놓일 듯합니다. 약물 치료를 환자 개개인의 생체 시계에 맞추면 약효는 극대화하고, 부작용은 최소화할 수 있을 것입니다.

어떤 약을 언제 먹을까?

우리 몸을 유지하는 시스템은 굉장히 복합적입니다. 따라서 언제 어떤 약을 먹어야 하는지 통틀어 규정하는 것은 불가능합니다. 언제나 그렇듯이 규칙에는 예외가 있기 마련이니까요. 제일 좋은 방법은 의사와 약사가 정해 준 복용 시간을 준수하는 것입니다. 시간을 지정해 준 데는 다 이유가 있습니다.

아침 6시~9시

일반적으로 아침 6시쯤 되면 우리 몸이 서서히 깨어납니다. 솔방울샘은 몸을 나른하게 하는 멜라토닌 분비를 줄이고, 부신은 각성 효과를 내는 아드레날린을 준비합니다. 이로써 서서히 혈압이 오르고 심장 박동 수가 증가해 하루 활동을 시작할 수 있는 상태가 됩니다.

혈압은 보통 아침 9시에서 10시 사이에 최고조에 달합니다. 건강한 사람들은 이때도 혈압이 정상 범위에 들지만, 고혈압 환자들은 도를 넘게 됩니다. 그래서 고혈압약은 대체로 이른 아침에 복용합니다. 하지만 예외적으로 밤에도 혈압이 충분히 떨어지지 않는 사람이라면 고혈압약을 아침저녁으로 먹어야 합니다. 그런 증세가 의심되면 24시간 혈압 검사를 통해 확인하는데, 이 검사는 좀 괴롭습니다. 20분마다 한 번씩 혈압을 확인해야 하는 통에 밤에도 좀처럼 잠을 잘 수 없거든요.

코르티손cortisone 제제도 이른 아침에 복용하는 것이 좋습니다. 코르티손은 부신 겉질에서 분비되는 호르몬의 하나로, 항염증, 항쇼크, 항알레르기 효과가 강해 류머티즘성 관절염과 피부 질환을 치료하는 데 쓰입니다. 부신 겉질에서 분비되는 호르몬 중에 코르티솔cortisol이라는 것도 있는데, 항염증 작용이 있어 각종 염증성 질환이나 알레르기 질환에 이용합니다. 아침이 되면 부신 겉질이 근무에 나서서 코르티솔을 분비하는 까닭에 다른 장기들도 이에 맞게 대비를 합니다. 그래서 아침에 코르티손 제제를 복용하면 부작용을 줄일 수 있습니다. 하지만 예외가 있습니다. 유효 성분이 천천히 방출되도록 만들어진 제제서방형 제제는 저녁에 복용해야 합니다. 천식이나 류머티즘약 역시 저녁에 먹는 게 더 좋을 수 있습니다.

만성 속 쓰림으로 양성자 펌프 억제제proton-pump inhibitor를 복용한다면 이 역시 기상 직후가 좋습니다. 오메프라졸omeprazole 같이 위산 분비를 억제하는 약이 여기에 해당합니다. 위는 저녁 6시에서 밤 10시 사이에 위산을 가장 많이 분비합니다. 하지만 양성자 펌프 억제제는 작용하기까지 시간이 오래 걸리므로 아침에 복용하는 것이 더 좋습니다.

갑상샘 호르몬제는 언제 먹는 게 가장 좋을까요? 올빼미형 인간인데 공복에 갑상샘 호르몬제를 복용하기 위해 아침마다 힘들게 30분 더 일찍 일어나야 하는 사람들을 위한 기쁜 소식이 있습니다! 여러 연구 결과에 의하면 레보티록신을 저녁 먹기 30분 전이나 저녁 식사 후 최소 2시간 뒤에 복용하면 아침 공복에 복용하는 것만큼 효과를 볼 수 있다고 합니다. 아, 감사 인사는 굳이 안 해도 됩니다.

낮

반드시 낮에 복용하도록 권하는 약은 별로 없습니다. 다만 부분 마취를 해야 하는 치과 진료를 예약할 때는 가능하면 오후 2시 이후가 좋습니다. 오후 2시 이후에는 우리 몸이 통증에 조금 둔감해지고, 부분 마취제는 아침보다 낮에 3배 정도 더 강한 효과를 발휘합니다.

아침 약 vs 저녁 약

아침

- 대부분의 고혈압약
- 코르티손 제제
- 양성자 펌프 억제제
  (위산 분비 억제제)

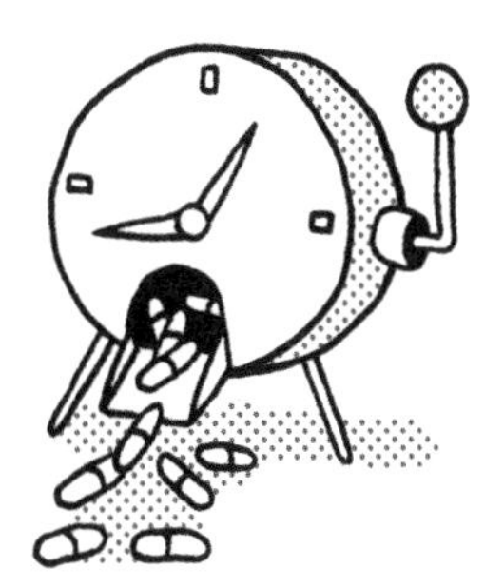

저녁

- 콜레스테롤 저하제
- 항알레르기제
- 류머티즘약

저녁 6시 이후

콜레스테롤 수치를 낮추는 스타틴계 약은 저녁에 먹으면 효과가 더 좋습니다. 한밤중에 간에서 콜레스테롤이 가장 많이 생산되기 때문입니다.

초저녁은 류머티즘약을 먹기에 가장 적절한 때입니다. 이때쯤 약을 먹으면 아침에 관절이 뻣뻣한 증상이 한결 개선됩니다.

항알레르기제는 사람을 피곤하게 하는 경우가 많으므로 되도록 늦은 시간에 복용해야 일상에 지장이 없습니다.

시차 적응이 필요한 약

꾸준히 복용해야 하는 약은 해외여행 때도 꼭 챙겨 가서 제때 먹어야 합니다. 특히 피임약은 복용 시간을 지키지 않으면 무용지물이 됩니다.

복합 제제 피임약

여성 호르몬인 에스트로겐estrogen과 프로게스틴progestin을 섞어 만든 복합 제제는 한 가지 호르몬으로 이루어진 단일 제제보다 시차에 좀 더 관대합니다. 따라서 시차가 12시간 이하일 때는 원래 먹던 시간에 그대로 복용하면 됩니다. 하지만 더 멀리 여행을 가서 시차가 12시간 넘게 벌어지면, 마지막 복용 후 12시간이 지난 다음에 '중간 약'을 복용해야 합니다.

- 시차 12시간 이하 / 평소 아침 7시에 복용
  - ⇨ 여행을 떠나는 날 평소처럼 아침 7시에 복용
  - ☀ 여행지에서도 현지 시각으로 아침 7시에 복용

■ 시차 12시간 초과 / 평소 아침 7시에 복용

⇨ 여행을 떠나는 날 평소처럼 아침 7시에 복용

✈ 이후 12시간 뒤에 '중간 약' 개념으로 한 번 복용

☀ 여행지에서 다시 현지 시각으로 아침 7시에 복용. 이제부터는 계속 아침 7시에 복용합니다.

단일 제제 피임약

프로게스틴만 함유한 단일 제제는 복용 시간을 정말 엄격하게 지켜야 합니다. 시차를 최대 3시간밖에 허용하지 않아서 계산이 좀 더 복잡합니다.

■ 시차 3시간 이하 / 평소 아침 7시에 복용

⇨ 여행 출발일에 여느 때처럼 아침 7시에 복용

☀ 여행지에서도 현지 시각으로 아침 7시에 복용

■ 시차 3시간 초과 / 평소 아침 7시에 복용 / 동쪽으로 여행할 때

⇨ 여행 출발일에 평소처럼 아침 7시에 복용

✈ 다음번 맞이하는 새벽에 '중간 약' 복용. 참고로 동쪽으로 여행하고 있으므로 새벽이 빨리 찾아옵니다.

☀ 여행지에서는 다시 현지 시각으로 아침 7시에 복용. 이후 계속 아침 7시에 복용합니다.

■ 시차 3시간 초과 / 평소 아침 7시에 복용 / 서쪽으로 여행할 때

⇨ 여행 출발일에 평소대로 아침 7시에 복용

✈ 다음 대륙에 도착하는 대로 '중간 약' 복용

☀ 여행지에서는 다시 현지 시각으로 아침 7시에 복용. 이후 계속 아침 7시에 복용합니다.

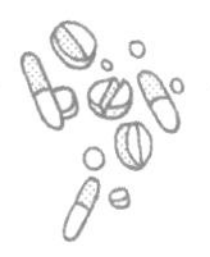

6

믹싱 임파서블! 약물 상호 작용

'많을수록 좋다'는 말은 웬만하면 믿지 않는 게 좋습니다. 특히 약에 관해서라면 더욱 그렇습니다. 너무 많은 약은 되레 건강을 해칠 수 있습니다.

우리가 삼킨 알약이 어떤 경로로 여행하는지 다시 한번 짚어 봅시다. 먼저 약 성분이 제형에서 방출된 뒤 녹아서 장 점막을 통해 흡수돼야 합니다. 그다음 이동 과정에도 이런저런 장애물을 넘어야 하고, 간이라는 정화 시설도 통과해야 합니다. 인고의 끝에 혈관계에 도달한 약 성분은 이제 자기와 꼭 맞는 수용체를 향해 달려갑니다. 그리고 임무를 다 마치면 가능한 한 빨리 밖으로 나가고자 합니다.

모든 약품과 식품은 하나같이 이와 같은 길을 거칩니다. 그러니 때때로 시비가 일어나는 것도 당연합니다. 약물의 상호 작용은 전문가들조차 일일이 다 확인할 수 없을 만큼 복잡다단합니다. 개중에는 임상적으로 중요하지 않은 상호 작용도 있습니다. 뭔가 일이 벌어지기는 하는데 별달리 부정적인 효과를 내지는 않는다는 뜻이죠. 하지만 생명을 위협할 만큼 심각한 상호 작용도 있습니다. 다행히도 이렇게 위험한 상호 작용은 확인하기가 쉬운 편입니다. 반대로 바람직한 상호 작용도 있습니다. 가령 단일 제제로는 혈압을 낮추기가 어려울 때, 긍정적으로 상호 작용하는 2~3가지 약물을 혼합해 약효를 강화하기도 합니다.

체내에서 약물 간 상호 작용이 일어날 것인지는 환자의 상태에 따라서도 달라집니다. 예를 들어 이미 여러 종류의 약물을 복용하고 있다면, 약을 하나씩 추가할 때마다 상호 작용이 일어날 위험이 커집니다. 따라서 여러 약을 동시에 먹어야 할 때는 되도록 전문가와 상의하는 게 좋습니다. 나이도 위험 요인 중 하나입니다. 나이가 많을수록 위장관과 간, 콩팥의 혈액 순환이 활발하지 않고 체내 수분도 부족해지니까요. 심지어 나이가 들면 물질대사도 달라집니다. 흡연 역시 약물의 작용에 크게 영향을 미칩니다. 특히 간에서 작용하는 효소에 영향을 주는데, 이로 말미암아 어떤 약은 간에서 너무 빨리 분해되는 바람에 약효가 금세 사라져 버리고, 반대로 어떤 약은 너무 느리게 분해되다 보니 더 강력하게 오래 작용해서 부작용을 일으키기도 합니다.

약물 간의 상호 작용은 약효를 더 강화하기도, 약화하기도, 아예 무력화하기도 합니다. 이러한 현상이 일어나는 메커니즘은 매우 다양합니다. 여러 약 성분이 만나면 어떤 일이 벌어지는지 알아보기 위해 앞에서 살펴본 알약의 여행 경로를 다시 한번 따라가 봅시다. 이번에는 위장관부터 여행을 시작하겠습니다.

갑상샘 저하증 치료제인 레보티록신은 공복에 복용해야 합니다. 아울러 여성이 주로 처방받는 철분제 역시 공복에 복용하는 게 효과적입니다. 오, 좋습니다, 두 약 모두 아침에 먹으면 되겠군요. 귀찮게 따로 챙기지 않고 한꺼번에 꿀꺽하는 건 간단한 일이니까요. 그런데 웬걸, 약을 먹었는데도 점점 기운이 빠집니다. 이유가 뭘까요?

약물은 위나 장에서 녹아야 합니다. 장 점막을 통과하려면 입자가 작을수록 좋습니다. 그러나 아뿔싸, 레보티록신과 철분이 위장관처럼 흐물흐물한 환경에서 만나면 커플이 되어 꼭 붙어 다닙니다. 이 커플은 마지막 순간까지 헤어지지 않습니다. 어디서 본 듯한 현상이지요? 그렇습니다, 레보티록신과 유제품칼슘을 같이 섭취해도 똑같은 일이 벌어집니다. 몇 가지 항생제와 유제품도 마찬가지입니다. 이처럼 약 성분끼리 달라붙어서 몸집을 키우는 상호 작용이 일어나면 그만큼 장에서 흡수율이 낮아지고, 당연히 약효도 떨어집니다. 그러니 레보티록신과 철분제를 둘 다 복용해야 한다면 공복은 공복이되, 서로 다른 시간에 한 가지씩만 복용해야 원하는 효과를 볼 수 있습니다.

다음 정거장은 간입니다. 앞에서 자몽에 관해 이야기할 때 만났던 CYP3A4 효소를 다시 만날 차례입니다. 장과 간에서 주로 활동하는 CYP3A4는 체내에 들어온 이물질에 대항해 방어 시스템을 가동합니다. 약 성분이 간을 통과해 계속 여행하려면 일단 CYP3A4 효소의 검역을 거쳐야 합니다. 이처럼 낯선 물질이 그대로 혈관계에 침투하지 못하도록 신속하게 변화시켜 내보내는 작용이 바로 간 초회 통과 효과입니다. 각 약품의 사용 설명서에 명시된 복용량은 간 초회 통과 효과를 고려해 정해 놓은 것입니다.

만약 체내에 흡수된 어떤 성분이 CYP3A4가 일하지 못하게 방해하기라도 한다면 검역 체계에 구멍이 뚫릴 수밖에 없습니다. 그러면 특정 약 성분이 정상적으로 분해되지 못해 혈중 약물 농도가 지나치게 높아집니다. 약품 대다수는 이 경우에도 큰 문제가 없지만, 일부 약품은 심각한 문제를 일으킬 수 있습니다.

가령 쿠마린coumarin계* 항응고제인 펜프로쿠몬 성분과 마크롤라이드macrolide계** 항생제인 클래리스로마이신clarithromycin을 동시에 복용하면 문제가 생깁니다. 심근 경색증을 앓았거나, 심장 판막 수술을 했거나, 부정맥 증상이 있는 환자에게 의사들은 흔히 혈전 용해제를 처방합니다. 혈액 속에 핏덩어

* 혈액 응고 인자 중에 비타민 K가 있어야만 합성되는 인자가 몇 가지 있다. 우리 몸이 이러한 혈액 응고 인자를 합성하지 못하도록 비타민 K의 환원을 억제하는 것이 쿠마린계 약품이다.

** 병원균의 단백질 합성을 억제하는 항생제로, 주로 이름에 -마이신(mycin)이 붙는다.

리가 생겨 혈관을 막지 않게 예방하기 위함이죠. 이 같은 작용을 하는 성분이 바로 펜프로쿠몬입니다. 그런데 펜프로쿠몬은 용량을 아주 세심하게 조절해야 하는 약물입니다. 득이 되는 용량과 독이 되는 용량이 정말이지 '한 끗 차이'이기 때문입니다. 그래서 이 약을 먹는 사람들은 정기적으로 병원에 가서 혈액 응고 검사를 받아야 합니다. 용량이 너무 적으면 혈전이 혈관을 막을 위험이 있고, 반대로 너무 많으면 내출혈 위험이 있기 때문입니다. 쿠마린계 약물로 내출혈을 유도하는 경우는 딱 한 가지뿐입니다. 쥐약을 만들 때 쿠마린을 사용합니다.

일반적인 상황에서는 간에서 CYP3A4의 작용으로 펜프로쿠몬이 대사돼 어느 정도 약효가 감소하므로 효능을 내는 양이 실제 복용한 양보다 적습니다. 그런데 심장이 안 좋은 환자가 스트레스를 받아서 위궤양까지 얻었다고 가정해 봅시다. 위궤양의 주범은 헬리코박터 파일로리균입니다. 이 균을 없애려면 항생제 복용을 피할 수 없습니다. 헬리코박터 파일로리 치료 지침에 제시된 표준 치료법은 클래리스로마이신 항생제를 투여하는 것입니다. 기본적으로 의사들은 클래리스로마이신을 처방해야 할 때 환자가 평소에 펜프로쿠몬

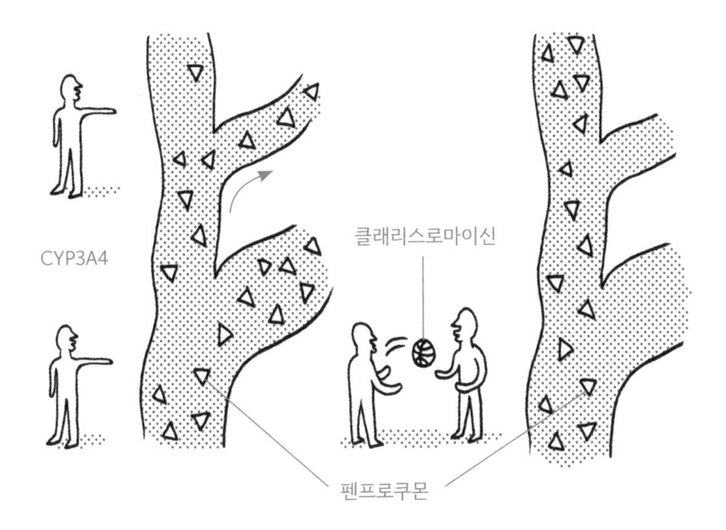

클래리스로마이신이 CYP3A4 효소의 작용을 방해하면
필요 이상으로 많은 펜프로쿠몬이 혈관계로 유입된다.

을 복용하는지 반드시 확인합니다. 그럴 확률은 낮지만, 펜프로쿠몬을 복용하는 환자에게 클래리스로마이신을 처방하게 되면 클래리스로마이신이 CYP3A4의 활동을 억제해서 펜프로쿠몬이 간에서 제대로 분해되지 않습니다. 앞에서 이야기했듯 혈전 용해제가 필요 이상으로 강하게 작용하면 내출혈로 이어집니다. 따라서 이런 경우에는 위험한 상호 작용이 일어나지 않는 다른 항생제를 써야 합니다.

약물이 간을 무사히 통과했다면 바로 효능을 발휘할 수 있을까요? 약물 입자들에게는 안 됐지만, 혈액 속에도 또 다른 훼방꾼이 숨어 있습니다. 바로 알부민albumin입니다. 알부민은 간에서 형성되는 단백질 분자로, 글로불린globulin과 함께 세포와 체액 속의 단백질 대부분을 이루며 여러 가지 임무를 수행합니다. 대표적으로 혈액의 pH 값을 일정하게 유지하는 데 도움을 주고, 필요한 경우 에너지를 신속하게 공급하며, 혈액 속 '택시'로서 다양한 분자들을 실어나릅니다. 호르몬, 지방산, 효소, 미네랄 등이 알부민 택시를 이용하는 주요 고객입니다.

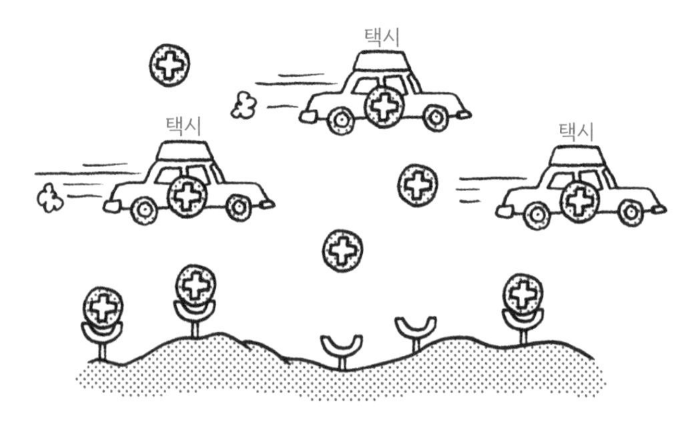

약물과 여러 가지 분자들을 태우고 다니는 알부민 택시

혈액에 들어온 약물도 알부민 택시에 폴짝 올라탑니다. 하지만 약물과 알부민 입자가 합쳐지면 꽤 커다란 복합체가 되므로 체내 점막을 통과할 수 없고, 수용체에 달라붙을 수도 없습니다. 그런 복합체는 배설되지 않고, 일단 혈액 속을 계속 떠돌아다닙니다.

모든 약물 분자가 알부민 택시를 타지는 않으므로, 이 현상만 놓고 보면 전혀 문제 될 것이 없습니다. 대개 택시를 타지 않고 자유롭게 여행하는 분자가 훨씬 더 많고, 이들이 해당 조직 속으로 침투해 수용체와 도킹합니다. 즉, 알부민 단백질과 결합하지 않은 약물 분자들이 효능을 발휘하고, 간과 콩팥에서 다시 분해돼 몸 밖으로 나가는 것입니다. 이들이 배설되고 나면 그동안 알부민과 결합해 돌아다니던 분자들이 택시에서 내려 마찬가지로 효능을 발휘합니다.

혈액 속에 들어온 약물 분자 중에 얼마나 많은 수가 알부민 택시를 이용하는가는 약물 종류에 따라 다릅니다. 어떤 약물은 단백질 택시를 좋아하고, 어떤 약물은 그냥 자유롭게 돌아다니는 쪽을 선호합니다. 문제는 바로 여기서 생길 수 있습니다. 몇 가지 약제를 동시에 복용했다고 가정해 봅시다. 그중에 유독 알부민과의 결합력이 강한 성분이 있다면 어떻게 될까요? 당연히 결합력이 강한 쪽이 알부민 택시를 독차지하고 약한 쪽은 택시를 타고 싶어도 탈 수 없게 됩니다. 그러면 택시를 타지 못한 물질들이 자유 여행객 대열에 합류해서 돌아다니다가 너도나도 수용체에 도킹합니다. 한꺼번에 많은 양이 수용체와 결합하면 그 약물의 작용이 더 강해질 것이고, 이로써 원치 않는 부작용이 일어날 수 있습니다. 앞에서 예로 든 펜프로쿠몬처럼 치료의 유효 범위가 좁아서 용량을 세심하게 맞춰야 하는 약물의 경우, 표준 용량을 복용하고도 자칫 유독해질 수 있습니다.

섞을수록 위험하다

한 환자에게 동시에 여러 종류의 약제를 쓰는 일을 '폴리파머시poly-pharmacy' 또는 '다약제 복용'이라고 합니다. 세계 보건 기구WHO는 '전문 의약품, 일반 의약품, 전통 약제 중 네 가지 이상을 규칙적으로 동시 복용하는 것'을 다약제 복용으로 정의하고 있습니다. 이 정도의 양은 많은 환자에게 일상입니다. 특히 65세 이상 환자의 약 30%가 어림잡아 다섯 알 또는 그 이상의 약물을 복용하고 있습니다. 나이가 들면 고혈압, 당뇨, 류머티즘을 동시에 앓는 경우가 드물지 않으니까요. 그러다 보니 열 가지 약을 하루 다섯 번, 서로 다른 시간에 복용해야 하는 경우도 생깁니다.

$$I = \frac{(n^2 - n)}{2}$$

위 수식은 여러 약을 동시에 먹을 때 예상되는 상호 작용의 가짓수를 계산하는 공식입니다. 여기서 I는 예상되는 상호 작용의 수, n은 복용하는 약의 가짓수를 뜻합니다. 매일 세 가지 약을 먹는 경우는 흔합니다. 이럴 때 몇 가지 상호 작용이 일어날지 계산해 봅시다.

$$I = \frac{(3^2 - 3)}{2} = 3$$

같은 방법으로 계산하면 복용하는 약이 다섯 가지일 때 상호 작용은 열 가지, 여섯 가지 약을 먹으면 15가지 상호 작용이 일어날 수 있습니다. 물론 이처럼 단순히 계산만 하는 것으로는 얼마나 심각한 부작용이 나타날지 정확히 알 수 없습니다. 그러나 n이 클수록 I도 크다는 사실, 즉 많이 섞을수록 위험하다는 것만은 분명합니다.

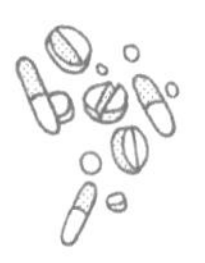

7

몸속에 침투한 약물은 어떻게 빠져나갈까?

약물 배설을 주로 담당하는 기관은 간과 콩팥입니다. 간 초회 통과 효과를 알아볼 때 우리는 효소들로 무장한 간에 주목했었습니다. 그런데 '초회' 통과 효과가 있다면 '2회' 통과 효과도 있지 않을까요? 당연히 있습니다. 때로는 3회, 4회 통과 효과도 있습니다.

체내에서 임무를 마친 약물이 수용성 물질이면 우리 몸에서 쉽게 배출됩니다. 콩팥이 수용성 물질을 걸러 오줌으로 배설하는 덕분입니다. 혈액 속에 떠다니는 모든 물질은 언젠가는 콩팥으로 갑니다. 콩팥은 성능이 아주 뛰어난 최강 필터입니다. 혹시 오타가 아닌가 의심할지 모르겠는데, 콩팥은 하루에 180ℓ의 오줌을 생산합니다. 이렇게 콩팥의 사구체로부터 바로 여과된 상태의 소변을 '원뇨'라고 합니다. 이 가운데 대부분은 세뇨관을 통과하면서 재흡수되고, 1.5~2ℓ 정도가 농축되어 오줌으로 최종 배출됩니다.

약물 가운데는 처음부터 수용성인 것도 있고, 간에서 생물변환을 통해 수용성으로 바뀌는 것도 있습니다. 어떤 약물은 간을 거치면서도 거의 변하지 않고 약화학자가 고안한 그대로 다시 소변으로 나오기도 합니다. 가령 1939년에 처음으로 페니실린penicillin을 치료에 이용하기 시작했을 때, 안타깝게도 이 고마운 약을 충분히 구할 수가 없었습니다. 그러던 차에 마침 페니실린이 화학적으로 거의 변하지 않은 채 오줌으로 배설된다는 사실이 확인돼, 급한 대로 환자의 오줌에서 귀한 약 성분을 추출해 재활용했습니다.

사실, 페니실린 말고도 많은 물질이 간을 통과하고도 살아남습니다. 그래서 간은 자기가 미처 다 처리하지 못한 물질을 쓸개로 보냅니다. 간에서 장으로 가는 통로는 쓸개를 거쳐 십이지장으로, 그곳에서 다시 소장으로 이어집니다. 그러면 소장에서 일부가 간문맥을 통해 다시 간으로 가고, 간에서 다시금 변환되어 혈액으로 들어갑니다. 즉, 간을 '두 번째'로 통과하는 것이죠. 모든 물질이 몸 밖으로 배출되기까지 이런 일이 몇 번씩이나 반복됩니다. 반복 횟수가 많을수록 처리 시간이 오래 걸립니다. 따라서 이런 식으로 처리되는 약은 단번에 혈관계로 가는 약보다 효과를 발휘하는 데 더 긴 시간이 필요합니다. 간에서 장으로, 장에서 다시 간으로 순환한다는 뜻에서 이 같은 작용을 '장-간 순환'이라고 부릅니다.

물론 약 성분은 소변 외에 다른 길로도 빠져나갑니다. 땀을 통해, 모유를 통해, 심지어 눈물을 통해서도 배출됩니다. 또, 허파를 통해서 배출되는 성분도 있습니다. 이를 이용해 입으로 부는 음주 측정기로 혈중 알코올 농도를 측정합니다.

3부

어떤 약을 어떻게 만들까?

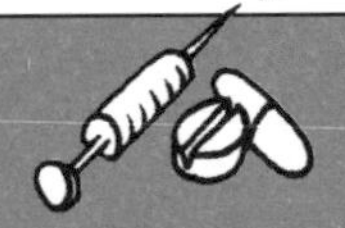

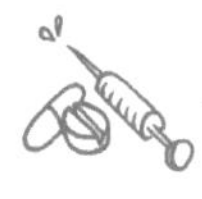

1

새로운 약이 탄생하기까지

사람들은 간혹 '신약은 왜 이리 비쌀까?' 하고 고개를 갸우뚱합니다. 물론 제약 회사가 돈을 벌고 싶어서 그런 것이기도 하지만, 무엇보다 신약을 개발하기까지 비용이 아주 많이 들기 때문입니다. 일반적으로 신약을 개발하는 데 드는 비용은 10억~16억 달러, 개발 기간은 평균 13년 이상 걸린다고 합니다. 어린이들에게 허가되기까지는 더 오래 걸립니다.

옛날에는 어땠을까요? 남은 음식물을 제때 치우지 않고 지내다가 푸르스름하고 보송보송한 솜털 같은 곰팡이가 핀 것을 본 적 있을 것입니다. 그 푸른곰팡이가 페니실륨 *Penicillium*이고, 페니실륨에서 분리한 항생 물질이 바로 페니실린입니다. 페니실린을 발견하기 전까지는 무수히 많은 사람이 세균 감염증으로 목숨을 잃어야 했습니다.

페니실린을 발견한 일화는 꽤 유명합니다. 1928년 여름, 스코틀랜드의 세균학자 알렉산더 플레밍이 포도상 구균을 배양하고 있었습니다. 공 모양의 세포가 불규칙하게 모여서 포도송이 모양을 이루는 이 세균은 다양한 감염병을 일으킵니다. 어느 날, 플레밍은 세균을 배양 중이라는 사실을 깜빡하고 휴가를 떠나 버렸습니다. 돌아와 보니 배양 용기에 곰팡이가 폈고, 곰팡이 주변에는 포도상 구균이 죽어 있었습니다. 페니실린을 발견한 역사적 순간이었습니다! 이를 통해 플레밍은 페니실린이 특정 세균을 죽일 수 있다는 사실을 알게 됐고, 페니실린을 이용해 질병을 치료할 수 있을 것으로 생각했습니다.

그러나 당시의 기술은 페니실린을 의약품으로 대량 생산하기에 역부족이었습니다. 이후 에른스트 체인, 하워드 플로리, 노먼 히틀리가 연구에 동참해 푸른곰팡이를 약품으로 개발해 냈습니다. 플레밍이 페니실린을 발견한 지 족히 10년이 더 지나서였습니다.

그보다 더 옛날에는 어땠을까요? 버드나무 껍질에 해열, 진통 효과가 있다는 사실은 예부터 널리 알려져 있었습니다. 버드나무의 잎과 껍질에 들어 있는 물질은 살리실산salicylic acid으로, 사람들은 1874년부터 이 물질을 대량 생산하기 시작했습니다. 그러나 부작용이 커서 일단은 실패로 끝났습니다. 이후 독일의 제약 회사 바이엘Bayer이 겉보기에는 별 것 아닌 것 같아도 상당히 중요한 화학적 변화를 꾀했습니다. 살리실산에서 아세틸살리실산을 만들어 낸 것입니다. 이 물질은 1899년부터 아스피린이라는 이름으로 판매되기 시작해 지금도 널리 유통되고 있습니다.

그렇다면 현재는 어떨까요? 오늘날 신약 개발의 여정은 참으로 지난합니다. 단순히 한번 해 보겠다는 의지만으로는 힘든 일이지요.

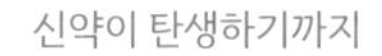

신약이 탄생하기까지

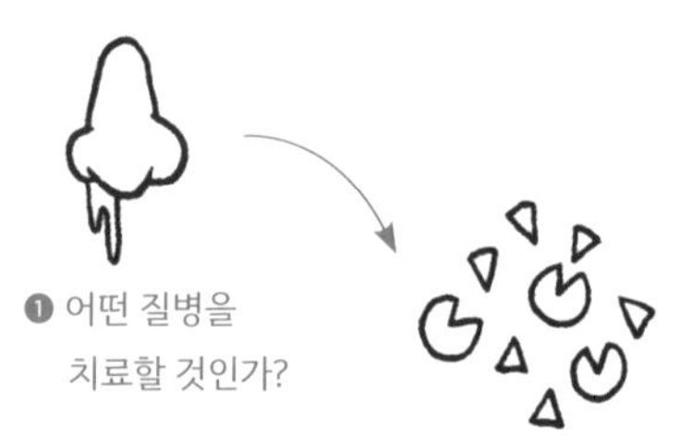

❶ 어떤 질병을 치료할 것인가?

❷ 질병의 작용점이 어디인가?

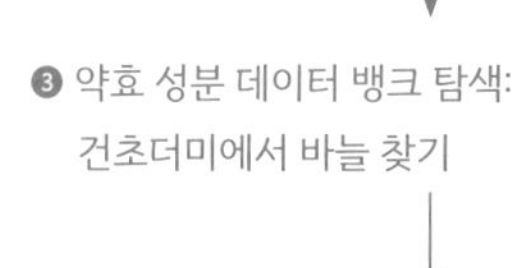

❸ 약효 성분 데이터 뱅크 탐색: 건초더미에서 바늘 찾기

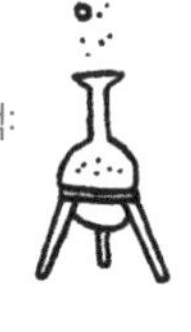

❹ 약 1만 가지 물질 중에서 일곱 가지만 남아 전임상 시험에 들어간다.

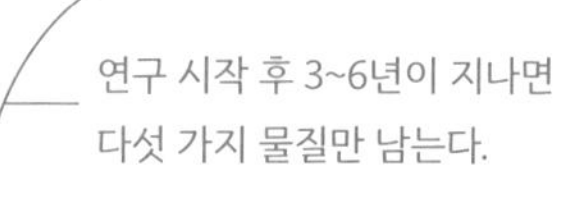

연구 시작 후 3~6년이 지나면 다섯 가지 물질만 남는다.

❺ 임상 1상: 60~80명의 건강한 성인을 대상으로 임상 시험

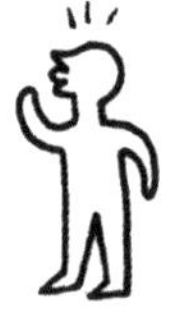

세 가지 물질만 남는다.

❻ 어떤 제형(투약 형태)으로 만들 것인가?

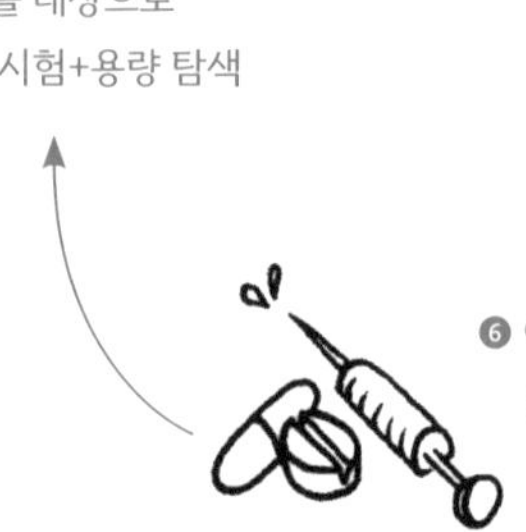

❼ 임상 2상: 100~500명의 환자를 대상으로 임상 시험+용량 탐색

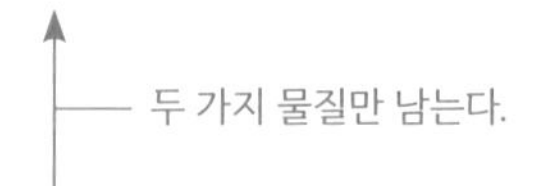

두 가지 물질만 남는다.

❽ 임상 3상: 수천 명의 환자를 대상으로 임상 시험.

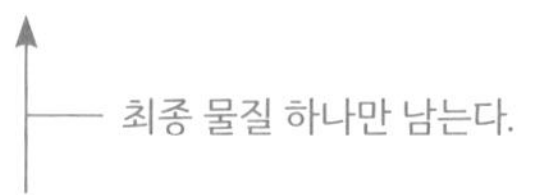

최종 물질 하나만 남는다.

❾ 관청의 허가

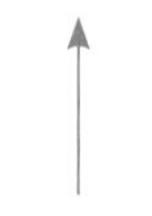

❿ 지속적 약물 감시

어떤 질병과 싸울 것인가?

질병에 맞서 싸울 약을 개발하려면 우선 생물학자, 약학자, 의학자, 화학자가 머리를 맞대야 합니다. 아직 완치 약품이 개발되지 않은 질병에 도전해 새로운 치료제를 만들고자 의기투합하는 것이죠. 치매, 루게릭병, 여러 가지 암 등 갈 길이 멉니다!

어떤 일이든 목표를 알지 못하면, 목표에 도달할 수 없습니다. 신약 개발도 마찬가지입니다. 일단 질병의 작용점을 발견하기 위해 시간, 인내심, 경험을 총동원해야 합니다. 이런 작용점을 '표적target'이라고 부릅니다. 예를 들면 질병 발생 과정에 직접 영향을 미치는 특정 단백질이나 효소가 표적이 될 수 있습니다. 질병을 치료하지 못하는 까닭은 아직 그 질병을 제대로 이해하지 못해서 어느 표적을 겨냥해야 할지 모르기 때문입니다.

요즘에는 방사광 가속기의 한 종류인 X선 자유 전자 레이저X-ray free-electron laser, XFEL를 표적 찾기에 활용하고 있습니다. XFEL 시설은 태양광의 1,000억 배에 달하는 밝은 빛을 이용해 원자 수준의 미세 구조까지 밝고 선명하게 보여 줍니다.

표적이 확인되면 연구자들은 본격적으로 일을 시작합니다. 혹시 하얀 가운을 입은 연구자들이 여러 물질을 시험관에 넣고 흔든 다음 어떤 결과가 나오는지 지켜보는 장면을 떠올리고 있다면, 미안하지만 그런 장면은 현대적인 연구 모습과는 좀 거리가 있습니다. 오늘날 제약 회사에는 온갖 물질에 관한 어마어마한 데이터 뱅크가 있습니다. 연구자들은 그 속에서 적절해 보이는 약효 성분 후보들을 물색해야 합니다. 다행히 부지런한 로봇들이 선별 작업을 위해 대기하고 있습니다. 로봇들은 하루에 30만 가지의 물질을 작은 용기에 덜어 혼합하거나 측정하는 일을 어렵지 않게 해냅니다. 그렇게 해서 무수한 물질 중에서 유력해 보이는 1만 가지 정도를 선별합니다.

어떤 성분이 표적에 작용한다는 사실을 확인했다 해도 그것을 곧장 약으로 활용할 수는 없습니다. 약이 체내에 흡수되려면 어느 정도 수용성이어야 하고, 효능을 발휘한 다음 다시 몸 밖으로 배출될 수 있어야 합니다. 연구자들은 이런 특성을 고려해 컴퓨터로 적절한 분자 모형을 설계합니다. 모니터 앞에서 이케아 가구로 주방을 어떻게 구성할지 디자인하듯이 말이죠. 모든 서랍이 처음부터 꼭 맞지는 않기에, 원하는 대로 구성될 때까지 마우스를 움직여 조작해야 합니다.

이 단계를 거치고 나면 1만 가지 물질이 일곱 가지로 확 줄어듭니다. 이제 일곱 개의 우승 후보가 자기 능력을 과시할 차례입니다. 연구자들은 시험관 속의 인간 체세포와 동물을 대상으로 이 물질들을 시험합니다. 과연 이번 라운드에서도 살아남을 것인가, 아니면 유독한 물질로 판명돼 탈락할 것인가. CMR 물질도 이 과정에서 걸러냅니다.

신약 개발을 시작해서 여기까지 오는 데만 3~6년이 걸리고, 이 단계를 지나면 후보 물질은 다섯 개로 좁혀집니다.

사람에게 적용할 수 있는가?

이제 후보 물질을 사람에게 적용할 수 있는지 알아볼 차례입니다. 약물뿐 아니라 개발 중인 진단법이나 그 밖의 치료 방법 역시 효과와 안전성을 알아보기 위하여 사람을 대상으로 시험을 거칩니다. 이를 임상 시험이라고 하며 일반적으로 3단계로 이루어집니다.

임상 1상: 건강한 성인 남자 모집

살아남은 다섯 가지 물질을 이용해 연구를 계속하려면 이 물질을 사람에게 시험해도 되는지 임상 시험 심사 위원회로부터 허가를 받아야 합니다. 그런 다음 60~80명의 건강한 성인 남자를 모집해 신약 후보 물질을 테스트합니다. 남성을 대상으로 임상 시험을 하는 까닭은 임신 가능성이 없기 때문입니다. 임상 시험 참가자들은 정기적으로 혈액 검사와 소변 검사를 받아 약물 동태 평가 자료를 제공합니다. 해당 물질이 어떻게 흡수되는가, 간 초회 통과 효과는 얼마나 큰가, 배설은 이루어지는가 등을 확인하는 것입니다. 이런 식으로 미량의 후보 물질로 시작해 차츰 양을 늘리면서 최적의 용량은 어느 정도이고, 어느 때부터 부작용이 발생하는지를 규명합니다.

이 과정에서 두 가지 물질이 탈락하고 세 가지가 남아 다시 경쟁합니다. 이제 살아남은 물질을 위한 적절한 투약 형식, 즉 제형을 찾을 차례입니다. 알약, 주사, 혹은 연고? 어느 형태가 가장 좋을지는 신약을 어떻게 활용할 것인지에 따라 달라집니다.

임상 2, 3상: 환자에게 투약

지금까지 모든 과정이 무난히 진행됐다면 이제 임상 2상에 들어갑니다. 이 단계에서는 성인 환자 100~500명을 대상으로 신약을 시험합니다. 이 약이 효능이 있을까? 부작용도 나타날까? 이를 알아보는 데는 최소 몇 달에서 몇 년이 걸립니다. 그러고 나면 처음 1만 개의 후보 물질 중 단 두 가지만 남습니다.

이어지는 임상 3상에서는 수백에서 수천 명의 환자를 대상으로 신약을 테스트합니다. 비교 연구를 통해 신약이 기존의 표준 치료법보다 더 효용성이 높다는 것을 입증해야 합니다. 이를 위해 환자를 두 그룹으로 나누어 한 그룹에는 기존 약물을 투여하고, 다른 그룹에는 신약을 투여합니다. 환자들은 자원해서 연구에 참여하지만, 자신이 어느 그룹에 속하는지는 모릅니다. 이런 시험은 대부분 '이중 맹검법'으로 진행합니다. 환자도 의사도 누가 신약으로 치료받는지 모른다는 뜻이죠. 그래야만 환자의 심리 효과, 의사의 선입관 등을 배제하고 객관성을 담보할 수 있기 때문입니다.

그리하여 이 기나긴 레이스에서 우승한 한 가지 물질만 남습니다.

시판 허가를 기다리는 시간

신약 개발을 시작한 지 많은 시간이 흘렀고, 그동안 많은 돈이 들어갔습니다. 제약 회사는 시간과 노력과 비용을 쏟은 만큼 신약을 판매해 이윤을 내고자 할 것입니다. 반면, 건강보험 공단은 단지 신약이라는 이유로 어마어마한 돈을 지출하고 싶어 하지 않습니다. 그러므로 제약 회사는 시판 허가를 받기 위해 신약이 정말로 안전하고 효능이 있음을 입증해야 합니다. 신약을 투여한 환자가 기존 약을 투여한 환자보다 생존 기간이 더 긴가, 투약 방법이 더 간단한가, 거부 반응이나 부작용 없이 신체가 잘 받아들이는가 등을 입증하는 것이죠.

약물 시판 허가는 해당 관청이 내줍니다. 미국 식품 의약국FDA, 유럽 의약품청EMA 등이 그런 기관입니다.* 시판 허가 신청서를 제출해도 실제 허가가 떨어지기까지 평균 16개월 정도 시간이 걸립니다.

이 모든 과정을 거쳐 신약이 시중에 나오더라도, 신약은

* 우리나라는 식품의약품안전처(식약처)가 담당한다.

계속해서 감시를 받습니다. 드물게 나타나는 부작용은 임상 시험 참가자보다 더 많은 환자가 치료를 받은 뒤에야 확인되는 일도 있기 때문입니다. 상호 작용을 적절히 평가하는 데도 물론 오랜 시간이 필요합니다. 때로는 신약의 유효 성분이 목표했던 것보다 더 많은 질환에 적용될 수 있음이 밝혀지기도 합니다. 그래서 시판 허가가 나온 뒤에도 의사, 약사, 관청, 제약 회사가 계속해서 약물과 관련한 사항들을 세세히 기록합니다. 이러한 이유로 의약품 첨부 문서도 계속 업데이트됩니다.

아주 드물지만, 중대한 부작용이 시판 후 시간이 꽤 지나고 나서야 나타날 수도 있습니다. 그러면 담당 관청은 되도록 빨리 해당 약품을 시장에서 거두어들입니다.

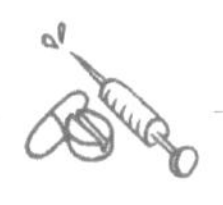

2

어떤 옷을 입혀 세상에 내보낼까?

약재 자체는 아직 약품이 아닙니다. 약효 성분이 우리의 무릎 통증을 없애기 위해 행동을 취하려면 적절한 수송 수단, 즉 안전하고 편안하게 목적지까지 약효 성분을 실어다 줄 무언가에 올라타야 합니다. 이런 수송 수단을 '제형'이라고 하며, 제형을 만드는 학문이 제약공학pharmaceutical engineering 입니다.

저는 다양한 제형 중에서도 발포 비타민과 같은 형태를 좋아합니다. 물에서 부글부글 끓듯이 녹는 것을 보면 왠지 기분이 좋아집니다. 다 녹으면 색이 곱고 맛있는 주스가 생기니 금상첨화입니다. 캡슐도 인상적입니다. 위산에 끄떡없다가 소장의 약알칼리성 환경에 이르면 비로소 유효 성분을 우리 몸에 넘겨주니까요. 서방정도 신기합니다. 약 성분을 서서히 방출해서 효과를 오래 유지해 주니 참으로 기특합니다. 그런데 제형은 왜 약마다 다를까요?

약재 중에는 점막을 자극하는 것도 있고, 고약한 맛이 나는 것도 있으며, 자극적인 동시에 고약한 맛이 나는 성분도 있습니다. 그런 약을 먹어야 한다니, 생각만 해도 끔찍하군요. 그래서 제약 기술자들은 약재를 캡슐에 담거나 알약에 매끄러운 필름 옷을 입혀 이런 문제를 해결합니다. 매끄럽게 코팅된 알약은 표면이 거친 알약보다 쉽게 소화관 안으로 미끄러져 내려갑니다.

약품에 옷을 입히면 약효의 지속 시간도 조절할 수 있습니다. 두통약은 빠르게 작용해야 좋고, 만성 통증에는 약효가 균일하게 오래 작용하는 것이 중요합니다. 진통제 성분이 빠르게 효과를 내도록 할지, 오랜 시간에 걸쳐 서서히 균일하게 작용하게 할지 결정하는 것도 약품의 형태, 즉 제형입니다. 제형은 투약 방법도 결정합니다. 이를 전문 용어로 '투여'라고 하며, 다음과 같은 여러 가지 방법이 있습니다.

- 위장관을 통해 들어가는 것을 '경구 투여' 또는 '장 투여'라고 합니다.
- 곧장 혈액으로 가는 것은 '비경구 투여'라고 합니다. 주사를 맞는 것이죠.
- 직장을 통해 들어가는 것을 '직장 투여'라고 부릅니다. 싫어하는 사람이 많습니다.
- 피부를 통해 들어가는 것은 '경피 투여'라고 합니다.

어떤 형태로 투약하는 것이 적합한지는 기본적으로 약이 어디서 작용해야 하는지와 환자의 상태에 따라 달라집니다. 가령 유아나 의식을 잃은 사람에게는 알약을 투여하기가 힘듭니다. 수술 중에 마취제를 알약으로 경구 투여할 수도 없는 노릇이죠. 그럴 때는 다른 방식으로 약물을 투여해야 합니다. 물론 약물의 특성에 따라서도 제형이 달라집니다. 예를 들어 인슐린insulin은 소화관에서 분해돼 버리므로 알약 형태로는 투여할 수 없습니다. 이런 약품은 주사로 투여하거나 특별한 재료로 코팅함으로써 해결책을 모색하기도 합니다.

알약이나 캡슐에 어떤 기술이 담겨 있는지는 의약품명 뒤에 붙은 알파벳 약자를 보면 알 수 있습니다.*

- FAST[Fast Acting Sublingual Technology]: 알약이 입안에서 빠르게 녹아 유효 성분이 구강 점막을 통해 흡수되는 제제를 말합니다.
- MUPS[Multiple Unit Pellet System]: 캡슐 안에 아주 작은 알갱이들이 담겨 있으며, 각각의 알갱이가 위산에 저항하는 옷을 입고 있습니다. 이 알갱이들을 펠릿[pellet]이라고 부릅니다. MUPS 제제를 삼키면 위에서 펠릿이 방출되고, 펠릿 상태로 빠르게 소장에 도달합니다. 그리고 소장에서 코팅을 녹여 유효 성분을 방출합니다.
- SR[Sustained-Release]: 유효 성분이 한꺼번에 방출되지 않고, 장시간에 걸쳐 서서히 방출되도록 만든 제제.
- CR[Controlled-Release]: 체내에서 유효 성분이 일정 농도에 도달한 다음, 원하는 시간 만큼 그 농도를 유지하도록 만든 제제.

* 우리나라에서는 '서방정', '당의정', '장용정' 같은 용어를 사용하거나, '이알', '엑스알', '오로스'처럼 영어 발음을 한글로 표기하기도 한다.

- ER(Extended-Release) 또는 XR, XL: 유효 성분이 일정한 시간 간격을 두고 2~3회 방출되도록 만든 제제.

알약을 보호하는 옷

알약을 코팅하는 가장 큰 이유는 약이 손상되지 않고 온전하게 위를 통과할 수 있도록 하기 위함입니다. 약 성분이 위산에 닿아 망가질 가능성이 있다면 유효 성분이 소장까지 무사히 갈 수 있도록 알약을 보호하려고 코팅을 합니다. 반대로 유효 성분이 위 점막에 손상을 입힐 수 있는 경우, 알약이 코팅된 상태로 위를 그냥 통과한 다음 더 아래쪽에서 유효 성분을 방출하게 해야 위를 보호할 수 있습니다.

제약 기술자들은 주로 두 가지 방법으로 약물을 보호합니다. 하나는 알약 하나를 통째로 위산에 녹지 않는 필름으로 코팅하는 방법이고, 다른 하나는 약 성분을 미세한 펠릿에 담아 각각 코팅한 다음 다시 캡슐에 담는 방법입니다. 이 두 가지 방법에는 어떤 차이가 있을까요?

코팅한 알약이라고 해서 마냥 배 속에 있어도 되는 것은 아닙니다. 특히 통째로 코팅한 알약은 위에 너무 오래 머물러서는 안 됩니다. 보호막을 씌웠어도 어느 정도 시간이 지나면 코팅한 막이 녹기 시작합니다. 당연히 위에 머무는 시간이 길수록 보호막이 녹을 확률이 커집니다. 위에 음식이 그득할 때 약을 먹으면 이런 일이 생깁니다. 우리의 위는 일반적으로 2mm가 넘는 '커다란' 내용물은 소장으로 쉽게 보내지 않습니다. 그래서 위가 스파게티 한 그릇을 다 소화할 때까지 알약은 십이지장으로 가는 문유문을 통과하지 못합니다. 소장으로 가고 싶어도 위 운동 때문에 자꾸만 뒤로 밀려납니다. 이와 반대로 위가 비었다면, 즉 공복 상태라면 알약은 곧장 녹아서 유문을 통과합니다. 그러므로 통째로 코팅된 알약은 공복에 먹어야 합니다. 식후에 복용하면 효능을 잃을 확률이 높습니다.

약이 위산에 녹지 않도록 코팅하는 것을 '장용 코팅'라고 합니다. 약품 이름 옆에 '장용정'이라는 말이 붙어 있으면 장용 코팅을 한 알약입니다.

한편 위산에 잘 견디도록 코팅한 펠릿을 캡슐에 담은 약은 공복 여부가 그다지 중요하지 않습니다. 이런 캡슐제를 삼키면 위에서 캡슐이 신속하게 녹아서 펠릿을 방출하는데, 펠릿

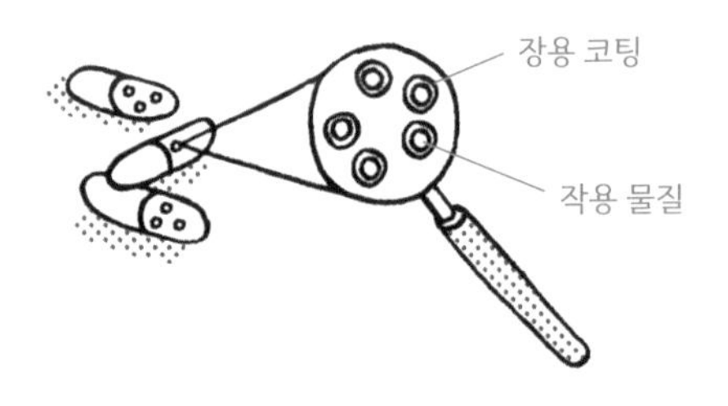

위산에 녹지 않도록 코팅한 미세한 펠릿이 담긴 캡슐제

의 크기는 2mm가 되지 않으므로 유문을 쉽게 통과해 소장으로 넘어갑니다.

약효가 오래가는 서방형 제제

만성 질환을 앓는 환자 중에는 복약 시간을 제대로 지키지 않는 사람이 많습니다. 당장 아무 증상이 없는데도 하루에 세 번이나 약을 챙겨 먹는 게 쉬운 일은 아니죠. 바로 이런 환자들을 위해 고안한 것이 서방형 제제입니다. 유효 성분이 서서히 방출되게 만들어 약효 역시 서서히 나타나고 오래가도록 한 것입니다. 서방형 제제를 만드는 방법은 여러 가지

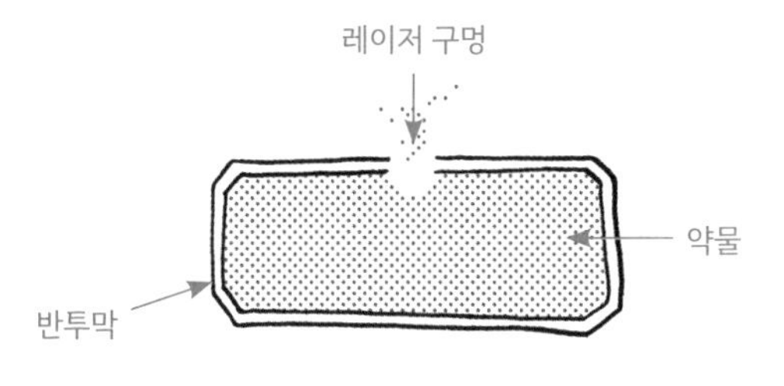

교통 정체 덕분에 약효가 오래가는 OROS 제제

가 있는데, 앞에서 얘기한 SR, CR, ER 제제가 모두 서방형 제제입니다. 그리고 지금 소개할 OROSOsmotic-controlled Release Oral delivery System 제제도 대표적인 서방형 약입니다.

OROS 제제의 약 입자들은 딱딱한 외막 안에 들어 있고, 이 막은 한 방향으로만 물이 투과되는 반투막입니다. 제약 기술자들은 여기에 레이저로 미세한 구멍을 하나 뚫었습니다. 이 구멍이 약 입자들이 밖으로 나갈 때 이용할 수 있는 유일한 '탈출로'인 셈이죠. OROS 제제 알약이 소화관에 도착하면, 물이 반투막을 투과해 안으로 들어갑니다. 그러면 약 입자들이 물을 흡수해 점점 부피가 커지고, 이에 따라 반투막 안 공간이 너무 비좁아서 알갱이들이 밖으로 밀려 나갈 수밖에 없습니다. 하지만 밖으로 통하는 길은 하나뿐이어서 정체를 빚으며 줄을 서서 차례차례 나가야만 합니다. 그러다 보니 자연히 시간이 오래 걸립니다.

참고로 OROS 제제를 복용한 뒤, 온전해 보이는 알약이 대변에 섞여 있는 것을 발견하더라도 놀라거나 걱정하지 마세요. 이것은 OROS 제제의 빈 껍데기일 뿐, 유효 성분은 이미 체내로 흡수됐답니다.

서방형 제제는 약효가 오래 유지되므로 복용 횟수를 줄일 수 있습니다. 일반 정제로 매일 세 번 복용할 것을 서방정으로는 한 번만 복용하면 되지요. 이런 제제는 일반 제제보다 더 많은 유효 성분을 함유하고 있습니다. 따라서 서방형 제제를 쪼개거나 분쇄하면 전체 유효 성분이 한꺼번에 방출돼, 과용량으로 인한 부작용이 나타날 수 있습니다. 서방형 제제는 반드시 원형을 훼손하지 말고 복용하세요.

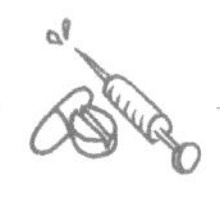

3

좀 더 먹기 좋게, 가루약에서 알약으로

약 성분의 쓴맛이나 거북한 냄새를 가리고, 다루기 편리하면서, 원하는 약효를 제대로 내기 위해 탄생한 것이 알약, 캡슐제, 당의정 같은 제형입니다. 이렇게 한 알로 이루어진 약을 만들기 위해서는 먼저 약효를 내는 유효 성분과 여러 가지 부형제로 이루어진 혼합 분말을 만들어야 합니다. 그런 다음 혼합 분말을 한 덩어리로 뭉치거나 캡슐에 담습니다.

우리가 약국에서 구매하는 약은 대부분 공장에서 제조하며, 한 번 생산할 때 몇 톤씩 대량으로 만들어 냅니다. 이때, 생산된 알약은 모두 유효 성분 함유량이 똑같아야 합니다. 만약 고혈압약의 유효 성분 함유량이 한 알, 한 알 제각기 다르다면 약을 먹을 때마다 혈압이 롤러코스터를 탈 수도 있습니다. 따라서 약을 만들 때 기본 혼합 분말에 유효 성분이 균질하게 배분되도록 하는 일이 매우 중요합니다.

최적의 혼합 분말을 얻기 위해서는 먼저 각 성분이 필수 요건을 모두 갖추어야 합니다. 가장 중요한 조건은 입자의 '균질성'입니다. 입자 크기가 정해진 범위를 벗어나서는 안 됩니다. 너무 커도, 너무 작아도 안 되는 것이죠. 더불어 모든 분말 입자가 비슷한 크기여야 하는데, 여기에 두 번째 필수 조건이 따라붙습니다. 바로 '유동성'입니다.

균질성과 유동성을 이해하기 위해 세 가지 형태의 설탕을 떠올려 봅시다. 첫 번째는 원당을 아주 곱게 갈아서 전분을 약간 첨가해 만든 슈거파우더이고, 두 번째는 가정에서 흔히 사용하는 일반적인 가루 형태의 설탕, 마지막은 작은 돌멩이처럼 생긴 록슈거입니다. 이 설탕들이 약 속의 유효 성분 역할을 한다고 가정해 봅시다. 그리고 적절한 모양의 알약을 만들기 위해 밀가루를 부형제로 사용하기로 합시다. 그렇다면 밀가루와 섞어 균질한 혼합 분말을 만든 다음, 그 분말을 알약 성형기 안으로 매끄럽게 흘려보내려면 어떤 형태의 설탕을 사용해야 할까요?

혹시 록슈거라고 답한 사람이 있다면, 음…… 다시 한번 생각해 보거나 직접 혼합해 보기 바랍니다. 만약 슈거파우더를 골랐다면, 음…… 밀가루와 슈거파우더를 균일하게 섞을 수 있다는 점에서는 옳은 선택입니다. 두 재료의 입자 크기가 비슷하니까요. 하지만 유동성 면에서 만족스럽지 못할 것입니다. 작은 구멍이 송송 뚫린 조미료 통에 슈거파우더를 넣고 솔솔 뿌려 보면, 유동성이 좋지 않다는 게 무슨 말인지 알 수 있을 것입니다. 자, 답이 나왔습니다. 균질성과 유동성을 모두 만족하는 혼합 분말을 만들려면 일반 설탕을 사용해야 합니다. 너무 크지도 작지도 않은, 적당히 고운 설탕 입자가 밀가루와 잘 섞이는 동시에 유동성도 좋기 때문입니다.

유효 성분과 부형제를 설탕과 밀가루에 빗대 설명하긴 했으나, 약을 만드는 공정은 빵이나 쿠키를 만드는 것보다 훨씬 까다롭습니다. 일반적으로 고체 물질은 잘 섞이지 않습니다. 투명한 용기에 가득 담긴 아침 식사용 그래놀라를 자세히 보면 맨 아래쪽에는 귀리가 있고, 중간에는 견과류, 위쪽에는 알록달록 말린 과일 조각들이 있습니다. 일반적으로 무거운 알갱이와 가벼운 알갱이는 섞이려 하지 않고 끼리끼리 놀려는 경향이 있습니다. 이런 현상을 제약 기술적으로는 '탈혼합 경향'이라고 부릅니다. 크기나 무게가 서로 다른 입자들을 그대로 두고 약을 만들면 유효 성분이 균질하게 배분되지 않을 수 있습니다. 그래서 제약 회사에서는 압축 공기를 이용한 제트밀 분쇄기를 사용해 입자를 부숩니다. 기계 안에서 강한 기류를 만들어, 회오리바람으로 분말 입자들을 거의 음속으로 가속해 서로 충돌시켜 작고 균질하게 파쇄하는 방식입니다.

이런 과정을 거쳐 균질성과 유동성을 갖춘 혼합 분말을 만들었더라도 수분 함유량에 따라 전혀 다른 반죽이 될 수 있습니다. 젖은 모래와 마른 모래가 다르듯이, 질퍽한 반죽과 된 반죽도 차이가 큽니다. 그래서 약을 만들 때, 수분 함유량도 세심하게 조절합니다.

잠깐 나타났다 사라진 약

어린아이를 키우다 보면 아이에게 약 먹이기가 힘들어 무척 속상할 때가 있습니다. 항생제 치료를 꼭 해야 하는 상황인데, 제아무리 달콤한 딸기향 시럽에 항생제를 섞어 줘도 아이가 거부하면 그때부터 온갖 작전을 동원하느라 머리가 아픕니다. 한때 독일에는 이런 부모의 심정을 기가 막히게 헤아린 항생제가 있었습니다.

이름이 엑스스트로Xstraw였던 그 약은 빨대 안에 약품 알갱이를 채운 형태로, 환자가 좋아하는 음료에 엑스스트로를 꽂아 쪽쪽 빨아 마시면 약품이 조금씩 녹아 나오는 아이디어 상품이었습니다. 맛 좋은 음료를 마시면서 미각과 후각을 괴롭히지 않고 약을 삼키도록 한 것이죠. 게다가 이런 약은 어린이용 시럽에 많이 들어가는 색소나 첨가물, 보존제 등을 쓰지 않아도 된다는 이점도 있었습니다.

그런데 모든 면에서 완벽해 보이는 이 약은 의료 보험이 적용되지 않았습니다. 부모들은 일반 항생제보다 훨씬 더 비싼 항생제에 선뜻 지갑을 열지 않았고, 엑스스트로는 오래지 않아 의약품 시장에서 사라져 버렸습니다.

미래의 알약

바야흐로 3D 프린터로 온갖 것을 만들 수 있는 시대가 왔습니다. 인터넷 검색창에 '3D 프린터로 만들 수 있는 것'이라고 입력해 보면 생각지도 못한 것들이 목록에 올라 있어 깜짝 놀랄지도 모릅니다. 소소한 장난감은 말할 것도 없고, 음식도 만들 수 있으며, 집도 지을 수 있습니다. 그런데 영국 기업 팹아르엑스FabRx에 따르면 조만간 3D 프린터로 약을 출력해 먹는 시대가 올 것이라고 합니다. 환자 상태에 맞춰 용량을 조절한 약을 3D 프린터로 제조하는 것은 물론이고, 3D 프린터용 처방전을 발급받아 약국에 가지 않고 집에서 자기가 먹을 약을 직접 제조할 수도 있다고 합니다.

3D 프린터로 약을 만들면 어떤 장단점이 있을까요? 우선, 위에서 이야기했듯이 개인 맞춤형 약물 제조가 가능할 것입니다. 기성 약품 중에서 대략 맞는 것을 골라 복용하는 대신 자기에게 딱 맞는 성분을 알맞은 용량으로 조절해 약을 만들 수 있다는 얘기죠. 심지어 한 번에 여러 약을 먹어야 하는 경우, 모든 성분을 한 알에 쏙 집어넣은 '복합 알약'도 출력할 수 있을 것입니다. FDA의 제임스 노먼은 "신체 조건을 바꾸

는 것보다 디지털 설계도를 바꾸는 편이 더 쉽다."고 말했습니다. 3D 프린터는 입맛대로 프로그래밍할 수 있지만, 인간의 몸은 그렇게 할 수 없다는 뜻입니다.

이 같은 장점에도 불구하고 개개인이 집에서 약을 출력하는 상황에 대해서는 아직 회의적입니다. 누구나 약을 만들 수 있게 됐을 때 어떤 불상사가 빚어질지는 불 보듯 뻔한 일이니까요. 대신 약국에서 3D 프린터로 약을 지어 환자에게 제공하는 일은 실현 가능하다고 봅니다.

인류는 무한한 가능성의 세계로 이미 첫발을 내디뎠습니다. 2015년 8월, 3D 프린터로 만든 간질약이 FDA의 승인을 받았습니다. 이 약의 특장점은 알약이 입안에서 아주 빠르게 녹는다는 것입니다. 용해되는 데 11초밖에 걸리지 않습니다. 간질 발작으로 알약을 삼킬 수 없는 사람들에게 진정한 축복입니다.

아름다운 신세계의 또 다른 상품은 디지털 알약입니다. 환자가 이 알약을 복용하면 그 시각을 클라우드에 저장하고 스마트폰으로 전송함으로써 환자가 약을 제때 챙겨 먹는지 감시합니다. 이런 일이 어떻게 가능할까요? 학창 시절, 감자나 레몬에 구리판과 아연판을 꽂고 집게 달린 전선으로 연결해 전구에 불을 켜는 실험을 해 본 적 있을 것입니다. 디지털 알약의 원리도 이와 비슷합니다. 디지털 알약에는 구리와 마그네슘이 들어 있어서 위산과 접촉하면 미세한 전류가 흐릅니다. 환자가 복부에 특수 패치를 붙이고 약을 먹으면, 알약에서 나온 전기 신호가 패치로 전달되고, 패치는 그 정보를 환자의 스마트폰으로 전송합니다. 이어서 환자의 동의하에 해당 정보가 담당 의사에게 전송됩니다.

얼핏 들으면 영화에나 나올 것처럼 멋져 보입니다. 하지만 한편으로는 가슴이 서늘해지는 시나리오가 떠오르기도 합니다. 가령 보험 회사가 가입자들을 일일이 감시해서 약을 제대로 먹지 않은 사람의 보험료를 대폭 올려 버릴 수도 있을 것입니다.

물론 디지털 알약을 개발하게 된 배경은 다른 데 있습니다. 많은 환자가 만성 질환을 앓고 있으면서도 직접적인 통증이 느껴지지 않으면 약 먹는 것을 자꾸 잊어버립니다. 실제로 고혈압 환자 대부분이 평소에는 아무 증상 없이 아주 활력 있게 지냅니다. 하지만 당장 증상이 없다고 아무런 조치를 하지 않으면 장기적으로 좋지 않습니다. 이런 환자들에게 디지털 알약이 건강 관리를 도울 수 있을 것입니다. 무조건 감시만 할 것이 아니라 제대로 잘 복용한 경우에 포인트를 쌓을 수 있게 해서 체지방 측정기나 식기 세트 같은 선물로 교환할 수 있게 해도 좋을 것 같습니다.

그런데 현재 미국에서 시판 중인 디지털 알약은 고혈압처럼 마음만 먹으면 꼬박꼬박 약을 챙겨 먹을 수 있는 사람들을 위한 것이 아닙니다. 양극성 장애와 조현병 환자들을 위한 치료제로 디지털 알약이 이용됩니다. 양극성 장애와 조현병을 앓는 환자들은 약을 잘 먹다가도 어느 순간 모든 게 쓸모없이 느껴지는 시기를 경험합니다. 양극성 장애의 조증 시기이거나, 조현병적 망상이 나타날 때는 약을 먹지 않게 될 확률이 높아집니다. 이는 환자의 잘못이 아니라 질병의 속성에 해당하는 문제입니다. 디지털 알약은 이 환자들이 약을 잘 먹고 있는지 점검할 수 있게 도와줍니다.

그러나 디지털 알약의 역할은 여기까지입니다. 알약이 복용 여부를 확인해 주기는 해도 환자가 억지로 약을 먹게끔 할 수는 없으니까요. 게다가 신호 전달에 꼭 필요한 패치는 언제라도 환자 스스로 떼어 버릴 수 있으니, 이 역시 통제하기 어렵습니다.

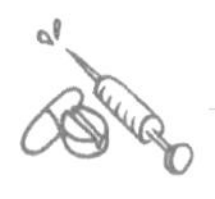

4

필요한 정보를 모두 담아 이름 붙이기

지금 가지고 있는 약품이 있다면 포장 용기나 의약품 첨부 문서에서 약품 이름을 찾아보세요. 약품은 대체로 이름이 길고 복잡한데, 그 까닭은 꼭 필요한 정보를 모두 담기 위해서입니다.

많은 사람이 알고 있는 타이레놀이나 아스피린 같은 이름은 브랜드명입니다. 브랜드명 옆에는 여러 가지 다른 단어들이 줄줄이 붙어 있는데, 일반적으로 브랜드명, 제형, 용량 등을 차례로 나열하는 식으로 제품명을 짓습니다. 타이레놀이라는 브랜드를 예로 들어 살펴보겠습니다. 타이레놀은 어린이용과 성인용이 따로 있고, 일반 정제, 서방정, 시럽 등 여러 제형이 있으며, 제품마다 유효 성분 함유량이 다릅니다. 그래서 필요한 제형과 용량을 쉽게 알 수 있도록 제품명에 이 정보들을 몽땅 담습니다. 가령 '타이레놀정500밀리그람'이라는 제품명을 보면 이 타이레놀의 제형은 정제, 즉 알약이며, 알약 한 개의 유효 성분 함유량은 500mg임을 단박에 알 수 있습니다. 여기에 더해 필요에 따라 '어린이용타이레놀정80밀리그람'처럼 복용 대상을 추가로 표기하기도 하고, '바이엘 아스피린정 500mg'처럼 브랜드명 앞에 제약 회사 이름을 붙이기도 합니다.

조금 더 관심을 기울이고 보면 제품명 주변에 또 다른 이름이 있는데, 이것은 해당 제품에서 약효를 내는 유효 성분의 이름입니다. 타이레놀 상자에 적힌 아세트아미노펜이 바로 성분명입니다. 성분명을 그대로 제품명으로 삼지 않고 굳이 새로 이름을 붙이는 까닭은 여러 제약 회사에서 같은 성분으로 제품을 만들 수 있기 때문입니다. 아세트아미노펜을 주성분으로 하는 약은 타이레놀 말고도 많습니다. 따라서 약국에 가서 아세트아미노펜 성분의 약을 달라고 하면 약국에 따라 다른 약을 내주기도 합니다.

그런가 하면 브랜드명 중에서도 유난히 발음하기 어렵거나 길고 복잡한 이름이 있습니다. 약을 사는 사람들이 쉽게 기억하고 부를 수 있게 브랜드명을 지으면 안 되는지 불만이 생기기도 합니다. 이에 관한 재미있는 연구 결과가 있어서 소개합니다.

심리학자 시모네 돌레를 위시한 쾰른 연구팀은 실험에 참여한 70명에게 위장병에 걸렸다고 상상하게 한 뒤 여러 약품 중 어느 것을 복용할지 선택하고, 복용량을 알아서 가감하라고 했습니다. 물론 실제 약품이 아니라 연구자들이 이름을 지어 붙인 가짜 약이었습니다. 사람들은 리보초크스틀리트프Ribozoxtlitp처럼 복잡하고 어려운 이름이 붙은 약에는 상당히 회의적인 반응을 보였습니다. 반면 파스티노르빈Fastinorbin 같은 이름에는 조금 더 친근한 반응을 보였습니다. 그리고 리보초크스틀리트프의 복용량은 기준치보다 적게 책정했고, 파스티노르빈은 좀 더 후하게 책정했습니다.

사람들은 대개 편안한 것을 좋아합니다. 그래서 복잡한 이름보다 쉽게 읽을 수 있는 이름에 더 마음을 엽니다. 이 연구 결과를 토대로 시모네 돌레는 약품 이름으로 복용 행동을 조절할 수 있다는 결론을 내렸습니다. 그리고 강한 부작용을 동반하는 약품에는 더 복잡한 이름을 지어 붙여야 할 것이라고 조언합니다. 그러면 위험한 약을 과다 처방하지 않고 더 조심스럽게 다룰 테니까요.

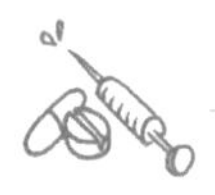

5

약 먹을 때도 신념을 지키고 싶은 그대에게

약국에서 일하다 보면 여러 질문을 받습니다. 감기에 걸렸을 때 뭘 먹으면 좋은지부터, 의사가 처방해 준 천식 스프레이 사용법을 묻기도 하고, 처방받은 약에 동물성 성분이 있는지 묻는 엄격한 채식주의자도 있으며, 어떤 약이 '할랄' 제품인지 묻는 이슬람교도도 있습니다. 또 독일인의 약 20%가 유당 분해 효소 결핍증유당 불내증을 호소하는 만큼 '락토 프리'

약품을 문의하는 사람도 제법 있습니다.

비건 약품, 할랄 약품, 락토 프리 약품 등 원하는 것이 무엇이든 문제는 대체로 약의 유효 성분이 아니라 부형제에 있습니다. 부형제는 분말 형태의 유효 성분을 알약 형태로 만들기 위해 첨가하는 재료입니다. 부형제가 문제라면 굳이 알약으로 만들지 말고 그냥 유효 성분 분말을 판매하면 되지 않을까요? 물론 이런 생각이 들 수도 있습니다. 하지만 유효 성분 자체는 복용 가능한 약이 아닙니다.

과거에는 분말 형태로 약을 팔던 시절도 있었습니다. 그 당시 환자들은 가루약을 숟가락으로 퍼서 복용했습니다. 그러다 보니 정량을 복용하지 못하고 너무 많거나 적게 복용하는 문제가 생기곤 했습니다. 매번 같은 숟가락을 사용한다 해도, 매번 정확히 똑같은 양을 맞추기란 불가능에 가깝습니다. 다행히 오늘날 약국에서 판매하는 약품은 한 알, 한 알 모두 정확한 용량으로 만들어졌습니다. 그래서 복용할 때마다 똑같은 양의 유효 성분이 우리 몸속으로 들어오게 되어 있습니다.

이처럼 편리하게 먹을 수 있는 알약을 만들려면 부형제가 필요합니다. 부형제를 사용하는 이유는 여러 가지입니다. 겉

모양만으로도 약을 식별할 수 있게 특정 형태나 색깔을 낼 때 첨가하는 것도 부형제요, 한 알에 필요한 유효 성분의 양이 너무 적어서 알약으로 만들기 어려운 경우 작은 덩어리로 뭉칠 수 있을 만큼 재료를 보충해야 하는데, 이럴 때 충전재로 기능하는 것도 부형제입니다. 유효 성분의 맛이 너무 역겨워서 이를 살짝 가려 주고 싶을 때, 약이 혈액으로 천천히 흡수되게 하고 싶을 때, 신체에 오래 머물게 하고 싶을 때, 알약이 위가 아니라 소장에서 용해되도록 하고 싶을 때도 각각의 목적에 맞는 부형제를 사용합니다.

상황에 따라서는 같은 약을 다른 방법으로 투여해야 할 때도 있습니다. 성인은 알약 형태로 두통약을 복용하지만, 열이 나고 아픈 아기를 위해서는 좌약이나 시럽이 필요합니다. 아주 빠르게 효과를 내야 하는 상황이라면 주사로 투여해야 할 수도 있습니다. 이렇듯 같은 성분을 여러 형태로 만드는 데도 부형제가 필요합니다. 그래서 제약 기술자들은 지금 이 순간에도 더욱 편리하고 안전한 형태로 약을 만들고자 부형제 개발에 골몰하고 있습니다.

젤라틴

엄격한 채식주의자이거나 종교적인 이유로 특정 규율을 따라야 하는 사람이라면 약에 젤라틴이 사용됐는지에 신경을 쓸지도 모르겠습니다. 이 주제에 관한 학문적 연구 결과가 있어서 소개합니다. 영국 맨체스터 대학 병원의 연구자들이 환자 500명에게 약품 속 젤라틴 성분에 관해 몇 가지 질문을 했습니다. 설문에 참여한 500명 가운데 200명은 동물의 고기와 부산물을 먹지 않는 사람들이었는데, 이들 중 90%가 동물성 성분이 함유되지 않은 약을 먹고 싶다고 답했습니다. 하지만 약사나 의사에게 그런 성분이 함유된 약인지 실제로 문의하는 사람은 그중 20%밖에 되지 않았습니다. 그리고 의사들을 상대로 조사한 결과, 자기들이 처방하는 약에 젤라틴이 함유됐는지 아예 모르는 사람이 50%를 넘었습니다. 그런데 젤라틴이 왜 문제가 될까요?

제약 산업에서 젤라틴은 매우 유용한 재료입니다. 동물의 뼈, 가죽, 힘줄 따위에서 얻는 유도 단백질의 하나인 젤라틴은 다른 물질과 쉽게 반응하지 않는 비활성 물질에 가깝습니다. 그래서 약의 유효 성분과 뒤섞여도 아무런 변화를 일으키지 않습니다. 젤라틴은 우리 몸속에서도 중성을 띠어서 알레르기를 일으킬 확률이 굉장히 낮습니다. 또, 젤라틴 캡슐이나 젤라틴으로 코팅한 알약에 침이 닿으면 미끈거리게 변해서 복용하기도 수월합니다. 그뿐 아니라 젤라틴은 착색이 잘 돼서 다른 약과 구분하기 쉽게끔 원하는 색으로 가공하기도 편리하며, 햇빛을 차단해 약재를 보호하는 효과를 자연스럽게 얻을 수 있습니다. 이렇게 팔방미인이다 보니 제약 회사에서 젤라틴을 환영하는 것도 당연한 일입니다. 그래서 캡슐제의 90%가 젤라틴으로 만들어집니다. 젤라틴 대신 순수한 식물성 재료인 하이드록시프로필메틸셀룰로스 hydroxypropylmethylcellulose를 사용하는 약이 있긴 하지만, 극소수에 지나지 않습니다.

유럽에서 생산되는 젤라틴의 약 80%는 돼지, 정확히 말하면 돼지 껍질에서 얻습니다. 나머지는 소뼈와 소가죽, 생선 부산물에서 얻지요. 그러므로 젤라틴을 함유한 약품은 채식주의자에게 적합하지 않습니다. 그래서 맨체스터의 연구자들은 비건 약품을 보증하는 인증 마크를 도입해야 한다고 주장합니다. 좋은 생각입니다. 소비자들에게 좀 더 투명한 소비 환경을 마련해 줄 수 있으니까요.

락토스

알약에 든 락토스lactose 때문에 소화가 영 안 된다고 불평하는 사람들이 더러 있습니다. 그러나 소화가 잘 안 되는 것이 전적으로 락토스 탓이라고 할 수는 없습니다.

락토스, 젖당, 유당 모두 같은 말인데, 사전을 찾아보면 '포유류의 젖 속에 있는 이당류'라고 설명되어 있습니다. 실제로 바다사자와 해마바다코끼릿과의 하나를 제외한 거의 모든 포유류의 젖에 락토스가 있습니다. 그리고 '이당류'는 당 분자 두 개가 결합했다는 뜻으로, 글루코스glucose와 갈락토스galactose가 결합한 것이 바로 락토스입니다. 우리 몸이 락토스를 에너지원으로 활용하려면 이 두 분자를 일단 떼 놓아야 합니다. 둘이 결합한 상태로는 장에서 체내로 들어가는 문을 통과할 수 없기 때문입니다.

우리가 섭취한 락토스를 글루코스와 갈락토스로 분리하는 '가위'는 락테이스lactase라는 효소로, 소장에서 분비됩니다. 일부 예외를 제외하고 우리는 모두 락테이스로 무장하고 세상에 태어납니다. 포유류인 인간에게는 생후 첫 몇 개월 동안 젖을 잘 소화해 내는 능력이 중요하니까요.

그런데 대부분 생후 2년쯤부터는 락테이스 가위가 무뎌지기 시작합니다. 사람에 따라 정도가 다른데, 어떤 사람들은 성인이 된 뒤로 더는 락토스를 소화할 수 없게 됩니다. 이런 사람들이 락토스를 섭취하면 글루코스와 갈락토스가 대부분 분해되지 않고 붙은 채로 남습니다. 그런 상태로 대장에 도달하면 락토스가 대장균에 의해 발효되면서 가스가 차고, 불쾌하게 꾸르륵거리는 증상이 생깁니다. 이런 증상은 락토스를 함유한 식품을 먹은 지 15분에서 2시간 사이에 나타납니다. 소화되지 않은 락토스는 장에서 물과 곧잘 결합해 설사를 일으키기도 합니다. 어떤 사람에게는 두통이나 관절통이 추가로 나타나기도 하며, 심장 박동이 비정상적으로 잦거나 불규칙해지는 증상이 나타나는 사람도 있습니다.

락토스를 얼마나 잘 소화할 수 있을지는 우리의 고향이 어디인지, 조상이 어떤 사람인지에 달렸습니다. 유당 불내증은 현대인에게만 나타나는 증상이 아니라, 원시인들도 같은 증세를 겪었습니다. 전통적으로 식단에 우유를 늘 포함해 온 지역 사람들은 락토스를 잘 소화합니다. 가령 스칸디나비아 지방에서 유당 불내증을 지닌 인구는 전체 인구의 2%에 지나지 않습니다. 반면, 이탈리아 남부에서는 유당 불내증 인구가 70%를 웃돕니다. 아시아에서는 90% 이상으로 최고 수준을 보이고, 독일에서는 약 20%의 인구가 유당 불내증을 지니고 있습니다. 단, 전적으로 출신 지역에 따라서만 결정되는 것은 아니며, 때로는 장염이나 장 수술의 후유증으로 유당 불내증이 나타나기도 합니다.

스스로 느끼기에 유당 불내증이 의심된다면 일단 병원에 가 볼 것을 권합니다. 평소에 아무렇지 않던 사람도 다른 질환으로 말미암아 그런 증상이 나타날 수 있으니까요. 병원에서는 간단한 호흡 테스트만으로도 진단을 내릴 수 있습니다. '수소 호기 검사'라고 부르는 이 검사를 받으려면 12시간 금식한 뒤, 일정량의 락토스를 섭취하고, 검사기에 입을 대고 숨을 내쉬면 됩니다. 장 점막이 락테이스를 잘 분비하지 못해서 락토스가 소화되지 않는 경우 날숨 속에서 수소가 검출됩니다.

검사 결과, 유당 불내증으로 확인되면 락토스를 함유한 식품 섭취를 제한하는 것이 좋습니다. 하지만 대부분 적은 양의 락토스는 먹어도 괜찮습니다. 유당 분해 효소가 없는 사람도 보통 락토스 5g까지는 소화할 수 있습니다. 또, 10~12g의 락토스를 한꺼번에 섭취하지 않고 하루에 걸쳐 조금씩 섭취하면 문제없이 소화할 수 있는 사람도 있습니다. 이 정도 양은 우유 한 잔에 해당합니다. 하지만 우유 한 잔을 하루 내내 찔끔찔끔 마시는 것도 괴롭습니다. 따라서 그냥 시중에 유통되는 락토 프리 유제품을 활용하는 게 제일 속 편할 것입니다. 여러 제품을 먹어보고 취향에 맞는 것을 고르세요. 간혹 락토 프리 제품이 일반 유제품보다 단맛이 강해서 싫다는 사람도 있는데, 어쩔 수 없습니다. 락토 프리 우유에는 락토스가 글루코스와 갈락토스로 분해된 상태로 존재합니다. 그런데 글루코스가 바로 포도당입니다. 알다시피 포도당은 단맛이 납니다.

얼핏 생각하기에 락토스와 무관할 것 같은 식품에도 락토스가 있을 수 있습니다. 락토스가 식품의 질감을 크림처럼 부드럽게 하는 까닭에 여러 음식에 널리 쓰입니다. 락토스에 민감한 사람이라면 식품을 구매할 때 영양 성분 분석표를 꼼꼼히 보는 것이 좋겠습니다. 반대로 락토 프리라는 수식어가 붙지 않은 식품이라도 100g당 락토스 함유량이 10mg 이하면 락토 프리 제품이라 할 수 있습니다.

그런데 유당 불내증이 있는 사람이 소화할 수 있는 락토스의 양은 사람마다 달라서 일괄적으로 규정할 수 없습니다.

심지어 한 사람이 소화할 수 있는 양도 그날의 몸 상태에 따라 달라질 수 있습니다. 그러므로 락토스 때문에 불편을 느끼는 사람은 스스로 테스트해서 소화할 수 있는 양을 알아보거나, 전문적인 영양 상담을 받는 것이 좋습니다.

외식을 해야 하거나 카페라테가 너무 마시고 싶어서 락토스 섭취를 피할 수 없다면 알약으로 판매되는 락테이스 효소를 복용해도 좋습니다. 단, 이런 경우 식사 때에 맞추어 고용량의 락테이스를 복용해야 효과를 볼 수 있습니다. 락테이스의 용량은 FCCFood Chemical Codex 단위로 표시합니다. 1,000FCC짜리 알약은 5g의 락토스를 분해할 수 있습니다. 우유 한 잔의 락토스 함유량은 대략 10g이므로 카페라테를 한 잔 마신다면 2,000FCC짜리 알약이 필요합니다. 락테이스 알약은 체내에서 부작용을 일으키지 않지만, 되도록 적절한 용량만 복용하기를 권합니다. 과소 복용하면 그만큼 효과가 떨어지고, 과다 복용하면 지갑 사정에 해로울 테니까요.

자, 다시 부형제 이야기로 돌아가겠습니다. 알약과 캡슐을 만드는 데 락토스가 어떤 역할을 할까요? 락토스는 주로 충전재로 사용됩니다. 다시 말해, 질량과 부피를 늘리기 위해 락토스를 첨가합니다. 약효를 내는 물질 중에는 마이크로그

램 수준으로 아주 조금만 복용해야 하는 것이 있습니다. 대표적으로 갑상샘 호르몬이 그렇습니다. 한 번 복용하는 데 필요한 양이 너무 적어서 충전재가 없으면 활용 가능한 제형으로 만들 수가 없습니다. 이럴 때 종종 락토스를 투입합니다. 그러나 캡슐이나 알약 하나를 만드는 데 필요한 락토스의 양은 아주 적습니다. 알약 하나당 100mg밖에 들어가지 않습니다. 대충 계산해 봐도 약으로 하루에 락토스 5g을 섭취하려면 자그마치 50개나 되는 알약을 삼켜야 합니다. 그러므로 신념의 문제가 아니라면 알약에 든 락토스는 딱히 신경 쓰지 않아도 됩니다. 걱정을 사서 하다가는 노세보 효과가 나타날 수 있으니, 부디 마음 놓기를 바랍니다.

엄격한 채식주의를 실천하느라 락토스를 피하는 사람에게도 반가운 소식이 있습니다. 약품 충전재로 활용할 수 있는 식물성 대체재가 있습니다. 미결정 셀룰로스microcrystalline cellulose가 그런 재료 중 하나입니다. 이런 충전재를 넣은 알약이 많이 생산된다면 채식주의자들의 선택 기회도 늘어날 것입니다.

할랄 인증 의약품

이슬람 신앙에 따라 살고자 하면 음식에 관한 엄격한 규율을 지켜야 합니다. 돼지고기는 이슬람 율법에서 금지하는 음식입니다. 당연히 돼지에서 얻은 다른 식품, 즉 젤라틴도 섭취하면 안 됩니다. 알코올도 마찬가지입니다. 그런데 젤라틴과 알코올은 수많은 약품에 들어가는 첨가물입니다.

이슬람 규율을 엄격히 지키는 지역의 제약 회사는 오래전부터 규율에 맞추어 할랄 인증 의약품을 생산하고 있습니다. 할랄halal은 아랍어로 '허용된 것'이라는 뜻입니다. 전 세계를 통틀어 이슬람교도의 수는 18억 이상으로, 기독교도에 이어 두 번째로 많습니다. 오늘날 세계 여러 나라의 제약 회사들은 이 문제를 인식하고 할랄 인증 의약품을 만들기 위해 노력하고 있습니다. 할랄 약품으로 인증받으려면 최종 생산물뿐 아니라 투입된 모든 원료가 할랄 물질이어야 합니다. 알코올의 경우 생산 과정에서는 적절히 사용해도 되지만, 최종 결과물에서는 검출되지 않아야 합니다. 이런 이유로 기침약으로 흔히 쓰이는 수많은 시럽이 금기시됩니다.

락토스 역시 할랄 약품에 적합하지 않을 수 있는데, 이는 제조 공정에 따라 다릅니다. 우유에서 추출한 락토스는 동물성 효소이므로 할랄 약품에 첨가할 수 없습니다. 할랄 약품을 만들 때는 다른 방법으로 얻은 락토스를 이용해야 합니다. 하지만 약사들도 첨가물 목록만 보고는 락토스 제조 공정이 어땠는지 알 길이 없습니다. 물론 제조사에 문의해 볼 수는 있지만, 수많은 제약 회사에 일일이 물어보는 것도 쉬운 일은 아닙니다.

누구든 상황에 따라 락토 프리 제품을 선택할 수 있고, 할랄 인증 마크가 있는 약품을 고집할 수도 있습니다. 그런데 명확한 표시가 없어서 복용하기가 망설여진다면 어떤 선택이 옳을까요? 반드시 먹어야 하는 중요한 약이라면 계명을 좀 어기더라도 건강을 먼저 회복하는 편이 낫지 않을까요?

4부

우리 집에 필요한 가정상비약

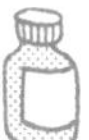

0

주의 사항

모든 가정에 딱 들어맞는 상비약 세트가 있을까요? 아마 없을 것입니다. 당연하게도 모든 사람이 같은 병에 걸리지는 않을 것이며, 모든 약이 모든 사람에게 적합하지도 않을 테니까요. 방광염에 자주 걸리는 여성이라면 해당 약을 갖출 필요가 있겠지만, 그렇지 않다면 방광염에 대비한 약은 굳이 상비하지 않아도 될 것입니다. 그리고 남성에게 방광염 증세가 보이면 상비약을 찾을 것이 아니라 꼭 병원에 가야 합니다. 남성의 방광염은 사소한 일이 아니거든요. 또, 아이가 있는 집은 자녀의 나이에 따라 시럽이나 좌약처럼 특별한 제형의 약이 필요할 수도 있습니다. 그러니 여기서부터는 가족 구성원의 특징을 떠올리며 읽어 나가기를 권합니다. 그리고 몇 가지 주의할 점을 안내할 테니, 먼저 읽고 다음 장으로 넘어가기 바랍니다.

첫째, 이 책에는 청소년과 성인이 활용할 수 있는 가정상비약을 소개했습니다. 그러므로 책에서 제안한 약을 용량만 줄여서 어린아이에게 먹여서는 안 됩니다. 어른이 먹어도 되는 약 중에는 아직 어린아이를 대상으로는 허가가 나지 않은 것도 있으며, 용량도 더욱 섬세하게 조절해야 하기 때문입니다. 어린아이를 위한 상비약을 갖추고 싶다면 의사나 약사와 상담한 뒤에 구매해야 합니다. 또한, 노인은 일반 성인과 비교해 생리적 기능이 약하고, 만성 질환으로 여러 가지 약을 복용하고 있는 경우가 많으므로 약물의 흡수, 배설, 효능 정도가 다를 수 있습니다. 따라서 의사나 약사와 상담한 뒤에 상비약을 구매하는 것이 안전합니다.

둘째, 이 책에 소개한 가정상비약 목록은 많은 사람이 흔히 접하는 일반적인 증상들에 도움이 되도록 구성한 것입니다. 그러니 기본적인 구성 외에 개인적으로 추가해야 할 것이 있다면 가까운 약국에 문의해서 도움을 얻기 바랍니다.

셋째, 특정 약품을 광고하기 위해 이 책을 쓴 것이 아니므로 구체적인 제품명 대신 성분명으로만 언급한 점에 대해 양해를 구합니다. 꼭 필요한 약인데 제품명을 모르겠다면 약국에 가서 성분명을 말하면 됩니다. 약사가 해당 약품을 찾아줄 것입니다.

넷째, 독자들이 빠르게 살펴볼 수 있도록 각 약물에 대해 간략한 정보를 실었는데, 너무 복잡하면 오히려 핵심을 파악하기 어려울 수 있으므로, 최대한 간략하게 소개했습니다. 그러다 보니 '금기 대상' 항목에는 해당 약을 '절대로' 복용하면 안 되는 경우만 언급했고, '부작용'도 '아주 흔한' 것과 '흔한' 것만 언급했습니다. 그러므로 해당 약을 사용할 때는 의약품 첨부 문서를 꼭 읽어 보기 바랍니다.

다섯째, 같은 약이라도 나라마다 처방전을 요구하는 경우도 있고 그렇지 않은 경우도 있습니다. 또 특정한 제형으로만 판매하는 경우도 있으니, 그럴 때는 대체할 수 있는 약을 선택하기 바랍니다. 약사에게 문의하면 도움이 될 것입니다.

여섯째, 책에 언급한 약품 외에 자기만의 치료법이 있으면 활용해도 좋습니다. 가령 감기 기운이 있을 때 뜨거운 레몬차를 마시는 것이 도움 된다면 그렇게 하면 됩니다. 저도 어딘가 불편할 때면 개인적인 전략들을 동원해 해결하곤 합니다. 통증이 가라앉을 때까지 기다려 보기도 하고, 차를 마시거나 운동을 하기도 하는데, 그런 방법도 제법 잘 통합니다.

자, 이제 시작해 봅시다. 책에서 권하는 약 중에 자신에게 꼭 필요한 것들을 잘 선택해 활용하기 바랍니다.

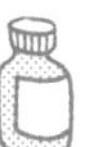

1

통증과 열

통증과 열은 신체의 이상을 알리는 사이렌이자 경고등입니다. 통증은 독립적인 질환은 아니지만, 신체 어딘가에 이상이 생겼음을 알려 줍니다. 예고 없이 찾아오는 급성 통증은 급성 질환 때문일 수도 있고, 부상 때문일 수도 있습니다. 급성 통증은 발등에 망치를 떨어뜨렸을 때처럼 갑작스레 찾아오고 대개는 빠르게 다시 사라집니다. 반면에 만성 통증은 오랜 기간 이어지는데, 만성 통증에 대해서는 가정상비약을 찾지 말고 병원을 찾아야 합니다. 물론 급성 통증도 언제나 가정상비약에만 의존할 수 있는 것은 아닙니다.

두통

국제 두통 학회에 따르면 두통의 종류가 200여 가지나 된다고 합니다. 그중에서 자가 치료가 가능한 것은 긴장성 두통과 조건부로 의사의 진단을 거친 편두통뿐입니다. 대개 의사의 진단 없이는 편두통약을 가정상비약에 포함하지 않으므로, 이 책에는 '일반적인' 긴장성 두통에 대한 상비약만 안내했습니다.

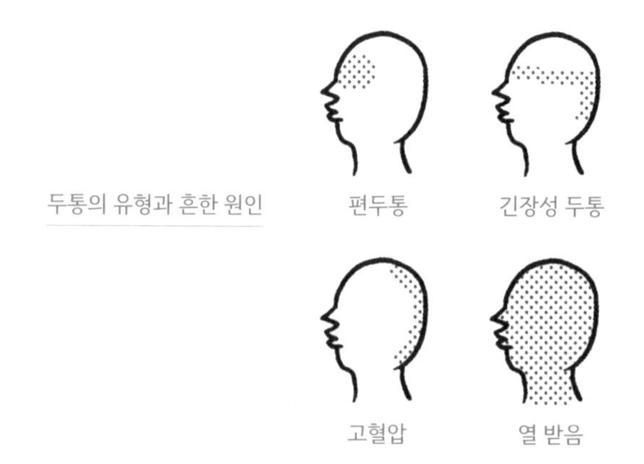

두통의 유형과 흔한 원인

긴장성 두통은 둔하게 짓누르는 듯한 느낌이 양쪽 반구 모두에서 나타납니다. 이와 비교하면 편두통은 한쪽 반구에서만 박동성 통증이 느껴집니다. 긴장성 두통이 발생하면 빛이나 소음에 평소보다 민감할 수 있습니다. 편두통은 이런 민감성이 증가함과 동시에 속이 메스껍고, 심하면 구토를 합니다. 긴장성 두통은 가볍게 산책하고 나면 좋아지는 경우가 많으며, 약간의 신체 활동으로 더 심해지는 일은 없습니다.

두통: 상비약을 먹을까, 병원에 갈까?

24시간 이내에 시작된 급성 두통

- 다른 때와 달리 통증이 심하다.
- 39℃ 이상의 고열 동반
- 마비 증상이 있다.
- 시력 이상 증세가 나타나고 말이 어눌하다.
- 구토
- 목이 뻣뻣하다.

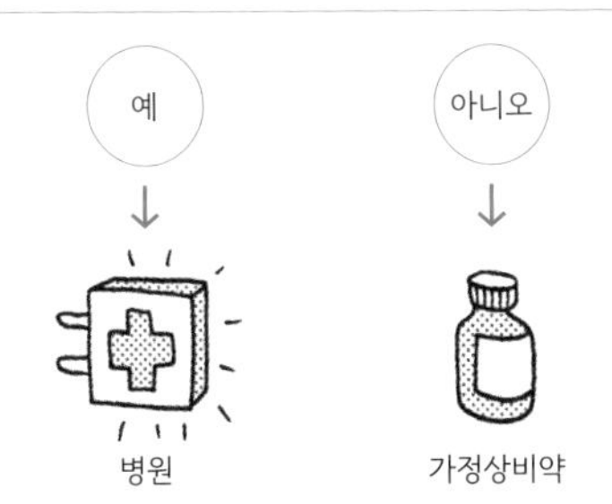

이와 달리 편두통은 몸을 움직이면 더 나빠집니다. 긴장성 두통은 스트레스와 과로가 원인입니다. 긴장감 때문에 어깨와 목 부분의 근육이 뻣뻣해져서 두통이 나타날 수도 있습니다. 때로는 날씨 변화로 긴장성 두통이 생기기도 합니다.

이부프로펜

엔세이드NSAID 약품으로, 두통에 첫 번째 선택지로 자주 꼽히는 약입니다. 엔세이드란, non-steroidal anti-inflammatory drugs의 약자로, '비스테로이드성 소염제'라는 뜻입니다. 즉, 소염염증 치료 작용을 하지만, 스테로이드제코르티손*가 아니라는 뜻입니다.

복용 대상	• 생후 6개월 이상부터 복용할 수 있지만, 7세 미만은 반드시 의사에게 처방받아야 합니다.

* '스테로이드(steroid)'는 화학 구조상 스테로이드 핵을 가진 물질을 말하는데, 우리 몸에서 분비되는 남성 호르몬, 여성 호르몬, 코르티손 같은 부신 겉질 호르몬 따위가 모두 스테로이드 호르몬이다. 이러한 호르몬의 기능을 흉내 내는 합성 약제를 '스테로이드제'라고 하며, 좁은 의미로는 주로 다양한 염증과 알레르기 치료에 사용하는 '부신 겉질 호르몬제', 즉 '코르티손 제제'를 가리킨다. 스테로이드제는 체내 스테로이드에 의해 유지되고 있던 생체 시스템에 영향을 미치므로 전문가의 판단에 따라 사용해야 하며, 임의로 사용하거나 중단하지 않고, 사용법을 잘 지켜야 한다.

금기 대상	• 위장관에 궤양이나 출혈이 있거나 있었던 사람 • 심부전증이 심하거나 간 기능 장애, 신장 기능 장애가 있는 사람 • 이부프로펜에 알레르기 반응을 보이는 사람 • 임산부는 의사와 상의를 거쳐야만 복용할 수 있습니다.
상호 작용	• 코르티손 제제나 아세틸살리실산, 클로피도그렐(clopidogrel) 같은 혈전 용해제와 함께 복용하면 위장에 문제(출혈)가 생길 수 있습니다. • 고혈압약을 복용하는 사람이 이부프로펜을 복용하면 고혈압약의 효능이 약해질 수 있습니다.
부작용	• 흔하게(1/100≤n<1/10) 속 쓰림, 복통, 메스꺼움, 구토, 복부 팽만(가스 증상), 설사, 변비 같은 위장 장애와 가벼운 위장 출혈이 나타날 수 있으며, 출혈로 인한 혈액 손실로 빈혈이 생길 수 있습니다.
용량	• 12세 이상_1회 용량: 200~400mg / 1일 최대 용량: 1,200mg • 몸무게 30kg 이상의 아동_1회 용량: 200mg / 1일 최대 용량: 800mg • 아이든 어른이든 의사 처방 없이 3일 이상 복용해서는 안 됩니다.
복용 시간	• 공복에 복용하면 약효가 더 빠르게 나타납니다. 하지만 위가 민감한 사람은 복용 전에 음식을 조금 먹는 것이 좋습니다.
금기 식품	• 술
약효 속도	• 평균 15~20분 뒤에 효능이 나타납니다. 단, 공복인지 아닌지, 어떤 음식을 섭취했는지에 따라 차이가 있습니다.

아세틸살리실산

아스피린으로 대표되는, 가장 오래되고 유명한 진통제입니다. 이 약물도 이부프로펜과 마찬가지로 비스테로이드성 소염제입니다. 아스피린은 예나 지금이나 기적의 약품, 만병통치약으로 불리는데, 사실일까요? 알고 보면 이런 명성은 아스피린이 시판된 지 120년이 지났는데도 효능이 완전히 다 밝혀지지 않은 데서 비롯한 것입니다. 그러니 아세틸살리실산은 만병통치약이 아니라 진통제로만 이용하세요.

복용 대상	• 16세 이상
금기 대상	• 16세 미만. 특히 열을 동반한 바이러스 감염증에 아세틸살리실산을 사용하면 라이(Reye) 증후군이 나타날 수 있습니다. 라이 증후군은 드물게 발생하는 뇌병증으로, 뇌압이 올라가고 간에 장애가 생겨 갑자기 심한 구토를 하며 혼수상태에 빠져 대부분 사망에 이르게 되는 위험한 병입니다. • 위장관에 궤양이나 출혈이 있거나 있었던 사람 • 임산부(반드시 의사와 상의) • 아세틸살리실산에 알레르기 반응을 보이는 사람 • 아스피린 복용 후 천식 발작이 있었던 사람
상호 작용	• 코르티손 제제나 클로피도그렐 같은 혈전 용해제와 함께 복용하면 위장에 문제(출혈)가 생길 수 있습니다. • 고혈압약을 복용하는 사람이 아세틸살리실산을 복용하면 고혈압약의 효능이 약해질 수 있습니다. • 항암제인 메토트렉세이트(methotrexate)를 일주일에 15mg 이상 투여하는 환자도 아세틸살리실산을 복용해서는 안 됩니다.
부작용	• 흔하게(1/100≤n<1/10) 속 쓰림, 복통, 메스꺼움, 구토, 복부 팽만(가스 증상), 설사, 변비 같은 위장 장애와 가벼운 위장 출혈이 나타날 수 있으며, 출혈로 인한 혈액 손실로 빈혈이 생길 수 있습니다.
용량	• 1회 용량: 500~1,000mg / 1일 최대 용량: 1,500~3,000mg • 의사 처방 없이 3일 이상 복용해서는 안 됩니다.
복용 시간	• 공복에 복용하는 것은 권하지 않습니다. 가볍게 음식을 섭취하고 약을 먹는 것이 좋습니다.
금기 식품	• 술
약효 속도	• 보통 30분 이내에 효과가 나타나서 4~6시간 유지됩니다.

아세트아미노펜

아세트아미노펜 역시 널리 알려진 해열, 진통제입니다. 하지만 이부프로펜이나 아세틸살리실산과 달리 소염 작용은 하지 않습니다. 그 대신 위장에 나타나는 부작용이 없습니다. 따라서 이부프로펜이나 아세틸살리실산이 잘 맞지 않는 사람에게는 아세트아미노펜이 적절할 수 있습니다. 모든 약물이 그렇듯이 아세트아미노펜도 과량 복용하면 해롭습니다. 특히 간 조직이 손상됩니다. 그러나 용량과 사용법을 잘 지켜 복용하면 대체로 안전한 약입니다.

복용 대상	• 성인과 아동. 단, 7세 미만은 의사 처방이 필요합니다.
금기 대상	• 간 기능이나 신장 기능이 좋지 않은 사람 • 알코올 중독자 • 아세트아미노펜에 알레르기 반응을 보이는 사람
상호 작용	• 드물게 처방되는 수면제나 간질약 정도가 아세트아미노펜과 상호 작용을 합니다.
부작용	• 사용 설명서의 지시대로 복용하면 부작용은 드물게(1/10,000≤n<1/1,000) 나타납니다.
용량	• 12세 이상(몸무게 43kg 이상)_1회 용량: 500~1,000mg / 1일 최대 용량: 2,000~4,000mg • 12세 미만_1회 용량: 몸무게 1kg당 10~15mg(6시간의 간격을 두고 투여) / 1일 최대 용량: 몸무게 1kg당 60mg • 어린아이는 몸무게에 따라 용량이 달라지므로, 정확한 용량으로 쪼개기 어려운 알약보다는 시럽이 유용합니다. • 아이든 어른이든 의사 처방 없이 3일 이상 복용하면 안 됩니다.

복용 시간	• 식사에 상관없이 복용할 수 있는 약이지만, 위에 음식물이 가득하면 약효가 느리게 나타납니다.
금기 식품	• 술
약효 속도	• 위에 음식물이 가득하지 않다면, 보통 30분 이내에 효과가 나타나서 4~6시간 유지됩니다.

또 다른 방법

• 커피를 좋아한다면 두통이 찾아올 때 커피를 마시는 것도 해결책이 될 수 있습니다. 에스프레소 두 잔, 혹은 드립 커피 한 잔에는 100mg의 카페인이 있습니다. 이 정도 양의 카페인이 진통제와 결합하면 약효가 더 신속하고 강하게 나타납니다.

• 페퍼민트 오일을 이마와 정수리에 넓게 펴 바르면 아세틸살리실산이나 아세트아미노펜을 복용한 것만큼이나 두통을 가라앉힐 수 있습니다. 페퍼민트 오일은 시원한 느낌을 주면서 피부의 특정 수용체를 활성화하는데, 이 수용체는 두뇌가 신속하게 엔도르핀을 분비하도록 합니다. 행복 호르몬으로 불리는 엔도르핀이 혈액 속에 충분히 있으면 통증이 훨씬 줄어듭니다.

등 통증

대개 근육을 과도하게 사용하면 통증이 일지만, 현대인은 오히려 근육을 너무 사용하지 않아서 문제를 겪습니다. 종일 책상 앞에 앉아 컴퓨터를 쳐다보고, 쉴 때도 구부정한 자세로 스마트폰을 들여다보고 있는 사람이 너무나 많습니다. 이런 습관이 등 통증을 부릅니다. 등에 통증이 일면 아픔을 덜 느끼려고 몸을 사리는 자세를 취하게 되는데, 그런 자세로 계속 지내다 보면 등 통증이 만성화될 위험이 커집니다.

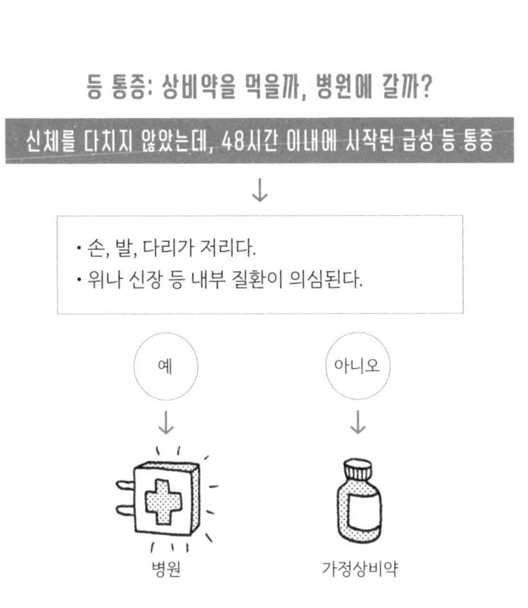

이부프로펜

이부프로펜은 등 통증에도 첫 번째 선택지입니다. 효과가 좋고, 부작용은 비교적 적기 때문이죠. 이부프로펜에 관한 설명은 두통 상비약을 참고하세요.

또 다른 방법

• 더운물로 목욕하거나 찜질 기구 등을 이용해 몸을 따뜻하게 하면 대부분 효과가 좋습니다.

• 이부프로펜이나 디클로페낙 성분을 함유한 연고를 바르면 효과가 있습니다.

• 오래전부터 많은 사람이 근육통과 관절통에 아르니카arnika 같은 생약 성분 연고를 애용하고 있습니다. 다만, 아직 학문적으로는 약효가 입증되지 않았습니다.

열이 날 때

예전에는 아이들에게 열이 나면 병원으로 달려가기에 앞서 캐모마일 차를 끓여 먹이고, 식초 찜질을 해 주었습니다.

그래도 열이 자꾸 오르면 약을 먹이거나 병원에 갔는데, 지금 생각하면 꽤 지혜로운 행동이었습니다. 열이 난다는 것은 신체가 질병과 싸우고 있다는 신호이고, 이런 싸움은 되도록 방해하지 않는 것이 좋습니다. 체온을 너무 빠르게 낮추면 오히려 역효과가 나서 우리 몸이 질병과 싸울 맷집을 키우지 못합니다. 견딜 수 있다면, 엉덩이에서 잰 체온이 39℃에 이를 때까지 내버려 두어도 됩니다. 게다가 37.5~38.5℃ 정도로 열이 오를 때는 몸을 더 따뜻하게 해야 합니다. 이 단계에

열: 상비약을 먹을까, 병원에 갈까?

24시간 이내에 시작된 미열 또는 고열(39.5℃ 이상)

↓

- 미열이 시작된 지 7일이 넘었다.
- 약을 먹은 뒤, 다른 감기 증상 없이 열만 난다.

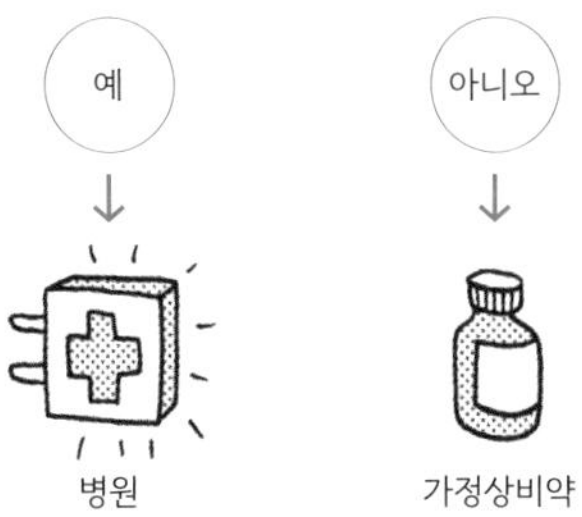

서는 오한이 느껴지기도 하는데, 이는 신체가 몸을 떨어서 체온을 더 올리고 싶어 하기 때문입니다. 이럴 때는 땀을 내도록 돕는 '발한 촉진 차'를 마시고, 따뜻한 이불 속에서 몸을 덥히는 것이 신체를 돕는 일입니다. 질병과 싸우는 동안 신체는 모든 방어력을 동원하므로 몸이 아프고, 쑤시고, 피로감이 엄습하고, 식욕이 떨어집니다. 그러므로 무조건 쉬고, 물을 하루에 1ℓ 이상 충분히 마셔야 합니다.

이부프로펜, 아세틸살리실산, 아세트아미노펜

두통 상비약으로 소개한 진통제 중 하나를 가지고 있다면, 열이 날 때 복용해도 됩니다.

또 다른 방법

• 발한 촉진 차: 엘더베리딱총나무 열매 차와 라임 블로썸 찻잎을 반씩 섞어 준비합니다. 준비한 차 2티스푼을 찻잔에 넣고 뜨거운 물 200mℓ를 부어 10분간 우려 마십니다. 하루 내내 여러 잔을 따뜻하게 마시면 좋습니다.

• 종아리 찜질: 열이 날 때 효과가 좋은 민간요법으로, 가정에서 면수건 등을 이용해 쉽게 할 수 있고, 시판 찜질 용품

을 이용해도 됩니다. 아래 설명을 참고하세요.

적용 대상	• 생후 1년 이상
준비물	• 수온을 잴 수 있는 욕조용 온도계 • 리넨(아마포) 수건 2장 • 면수건 2장 또는 기다란 양모 양말이나 모직 목도리(합성섬유가 혼합되지 않은 것)
실행하기	• 현재 체온보다 2~5℃ 정도 낮은 미지근한 물을 준비합니다. • 미지근한 물에 적신 리넨 수건으로 종아리를 약간 꼭꼭 감싼 다음, 그 위로 면수건을 느슨하게 덧댑니다. • 그 상태로 10~20분 기다립니다. 단, 물수건이 너무 뜨겁거나 건조한 느낌이 들면 즉각 제거합니다. • 다시 물수건을 댈 때까지 약 20분간 쉽니다. • 같은 방법으로 2~3회 반복합니다.
주의 사항	• 온몸이 따뜻한 상태일 때만 시행합니다. 발이 차가울 때나 열이 막 오르는 단계에서는 찜질 수건을 대지 마세요. • 급성 방광염으로 열이 날 때는 종아리 찜질을 하면 안 됩니다.

여행 갈 때

여행 중에 두통, 치통, 열이 날 것에 대비해 앞에서 소개한 진통제를 준비하면 도움이 됩니다. 동남아시아, 아프리카 서부, 남아메리카 등 출혈열뎅기 출혈열, 황열병이 발생할 수 있는 지역에 갈 때는 아세트아미노펜이 적합합니다. 아세틸살리실산이나 디클로페낙은 출혈을 더 심화할 수 있습니다. 체온계도 잊지 맙시다.

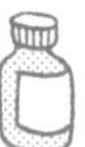

2

감기

남성이 감기에 더 잘 걸린다는 속설은 얼마 전에 학문적으로 입증되었습니다. 하지만 남자든 여자든 감기에 걸리는 것과 추위는 별 관계가 없습니다. 목이 아프고, 기침이 나고, 콧물이 나오는 것은 바이러스 때문이거든요. 바이러스는 스위치나 문고리 같은 데 붙어 있다가, 숙주로 옮아가 증식하고자 호시탐탐 기회를 노립니다. 그러므로 바이러스 감염을 예방하는 가장 경제적이고 효과적인 방법은 손을 자주, 꼼꼼히 씻는 것입니다. 손을 잘 씻으면 자기가 감염되는 것을 예방하는 동시에 다른 사람에게도 바이러스를 옮기지 않게 되므로 일거양득입니다. 여기에 기침이나 재채기가 나올 때 비말이 튀지 않도록 옷소매나 손수건 같은 것으로 입을 가리는 예절을 더하면 금상첨화입니다.

감기에 걸렸을 때 그냥 견뎌야 할지, 약을 먹어야 할지 묻는 사람이 꽤 많습니다. 그럴 만도 한 것이 감기는 약을 먹으면 7일 가고, 안 먹으면 일주일 간다고 하지요. 그래서 약을 안 먹고 버티는 사람도 많은 것으로 압니다. 하지만 감기에 걸린 7일을 어떻게 지낼 것인지에는 차이가 있습니다. 두통과 몸살에 시달리며 지낼 것인가, 코가 막힌 채로 버틸 것인가, 편안하게 숨을 쉬며 잠이라도 좀 편하게 잘 것인가?

모든 감기 증상을 한 번에 해결할 수 있는 약은 유감스럽게도 없습니다. 여러 증상에 대처할 수 있는 복합 제제가 있기는 하지만, 그런 약에는 지금 필요한 약효 성분 외에 불필요한 성분까지 섞여 있으므로 조심스럽게 이용해야 합니다. 신체가 쓸데없는 약 성분을 처리하느라 힘을 낭비하도록 해서 좋을 건 없으니까요. 게다가 막힌 코를 시원하게 뚫어 주는 내복약에는 코점막의 혈관을 좁히는 성분이 있습니다. 혈관이 수축하면서 코점막의 부기가 가라앉고, 숨쉬기가 편해지는 것이죠. 하지만 코점막에만 작용하는 비강 스프레이와 달리 먹는 약은 신체 전반에 영향을 미칠 수 있습니다. 그래서 어떤 사람들은 이 약의 작용으로 혈압이 오르고 심장이 두근거리며 불안해지는 경험을 하기도 합니다. 물론 편안한 수면을 위해 가벼운 부작용을 감수해야 할 때도 있습니다.

감기: 상비약을 먹을까, 병원에 갈까?

7일 이내에 시작된 두통, 몸살, 기침, 목 아픔, 코 막힘 등

- 평소 감기와 달리 너무 심하게 아프다.
- 고열이 있다.
- 귀가 아프다.
- 기침할 때 통증이 느껴지고, 호흡이 곤란하다.
- 가벼운 감기 기운이 7일이 지나도 그대로이거나 오히려 더 나빠진다.

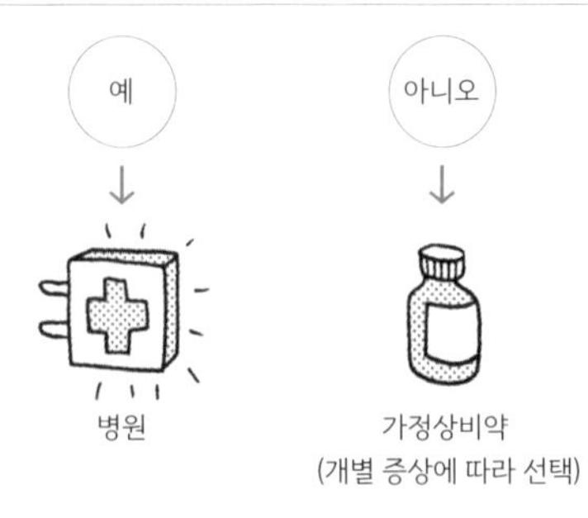

그러나 코 막힘 증상이 없는데 굳이 복합 제제를 복용해 신체에 부담을 줄 필요가 있을까요? 복합 제제보다는 개별 증상에 따라 적합한 약을 골라 복용하는 편이 낫습니다.

목감기

아침에 잠에서 깼는데 목이 칼칼하고 따끔거리는 느낌이 납니다. 처음엔 실내 공기가 건조해서 그런가 생각합니다. 그러다가 커피를 한 모금 넘기는 순간에 알아챕니다. 아, 감기로구나.

목감기에 걸리면 주로 목이 아프고 목구멍인후 점막이 발갛게 부어오르고, 침을 삼킬 때 통증이 느껴집니다. 이 같은 목의 염증은 일단은 바이러스에 의한 것입니다. 그래서 항생제 치료는 적합하지 않습니다. 항생제는 바이러스에 세균까지 가세했을 때 비로소 필요합니다. 그럴 땐 병원에 가야 합니다. 하지만 단순 감기로 인해 목이 아픈 증상은 일주일이면 사라집니다. 그래도 생활하기 불편하다면 통증을 좀 줄이는 조처를 하는 것이 좋습니다.

목감기: 상비약을 먹을까, 병원에 갈까?

감기로 인한 급성 목 통증

- 침이나 음식을 삼키기가 굉장히 힘들다.
- 39℃ 이상의 고열 동반
- 림프샘이 부었다.
- 귀가 아프다.
- 편도선에 고름이 찼다.
- 피부 발진이 생겼다.

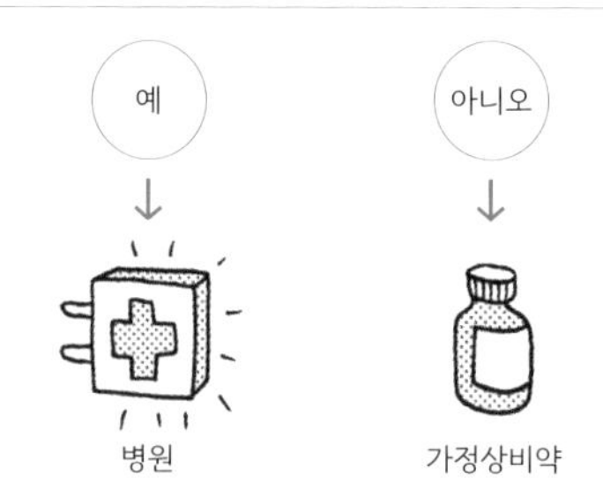

암브록솔(ambroxol)

암브록솔은 1979년부터 기침약으로 판매되고 있으며, 잘 안 떨어지는 가래를 분해하는 효능을 입증했습니다. 아울러 세월이 지나면서 또 다른 긍정적인 효과가 규명되고 있는 약물 중 하나입니다. 얼마 전에는 암브록솔을 국소적으로 사용하면 목의 통증을 가라앉히고 약간의 염증 억제 효과도 발휘하는 것으로 밝혀졌습니다.

씹거나 삼키지 않고 사탕처럼 입안에서 천천히 녹여 먹는 제형을 '트로키제'라고 하는데, 암브록솔도 트로키제로 판매됩니다. 일반적으로 트로키제는 살균 소독제와 부분 마취제를 함유하고 있습니다. 살균 소독제는 병원균의 수를 줄이는 역할을 하는데, 효과에 대한 논란이 분분합니다. 어느 정도 효과를 내기는 하지만, 표면에만 작용하고 아래 점막 조직층에는 효능을 미치지 못하기 때문이죠. 그리고 나쁜 균과 좋은 균을 구별하지 못하며, 알레르기를 유발하는 경향이 있습니다. 부분 마취제는 통증을 가라앉히는 역할을 하는데, 통증을 완전히 없애기보다는 감각을 둔하게 하고, 진통 효과가 오래가지 않습니다. 따라서 트로키제는 목이 조금 아플 때 유용합니다.

복용 대상	• 12세 이상
금기 대상	• 12세 미만. 암브록솔을 목 통증에 적용한 경험이 아직 충분히 쌓이지 않았으므로 12세 미만은 투여하지 않습니다. • 암브록솔에 알레르기 반응을 보이는 사람 • 임산부(특히 임신 초기)와 수유부는 반드시 의사와 상의해야 합니다.
상호 작용	• 다른 약물과 동시 투여했을 때 나타나는 중요한 상호 작용은 아직 알려진 것이 없습니다.

부작용	• 흔하게(1/100≤n<1/10) 구역질과 입, 목, 혀 부분의 감각 둔화, 미각 감퇴 증상이 나타납니다.
용량	• 1회 용량: 20mg(트로키제 1개) / 1일 최대 용량: 120mg(트로키제 6개)
복용 시간	• 유효 성분이 최대한 오래 점막에 작용하도록 녹여서 복용한 뒤, 최소 30분간은 아무것도 먹거나 마시지 말고 양치질도 하지 않습니다.
약효 속도	• 대부분 몇 분 안에 약효가 나기 시작해 3시간 정도 지속됩니다.

이부프로펜, 아세틸살리실산

목이 심하게 아플 때는 트로키제를 녹여 먹는 것보다 알약을 삼키는 편이 낫습니다. 대체로 목 통증과 더불어 머리까지 울리는 경우가 많으므로, 이부프로펜이나 아세틸살리실산 같은 진통제 한 알로 두 마리의 토끼를 잡을 수 있습니다. 참고로 아세트아미노펜 역시 흔히 사용하는 진통제지만, 목 통증에는 그다지 효과가 없습니다.

또 다른 방법

• 세이지 차로 가글하기: 찻잔에 세이지 잎 2티스푼과 뜨거운 물 150mℓ를 넣고 반드시 뚜껑을 덮어 10분간 우립니다. 세이지에 함유된 에센셜 오일방향유은 휘발성이 강해서 뚜껑을 덮지 않으면 날아가 버립니다. 하루에 2~4회 따뜻한 세

이지 차로 목을 헹구고, 가글 후에는 30분간 아무것도 먹거나 마시지 않습니다.

• 껌을 씹거나, 사탕을 녹여 먹거나, 시큼하고 즙 많은 레몬을 떠올리는 등 입안에 침이 고이게 하는 모든 활동이 회복을 돕습니다. 침에는 라이소자임lysozyme이라는 효소가 있어서 세균 감염을 막아 줍니다. 무설탕 껌이나 사탕을 활용한다면, 치과 의사도 반대하지 않겠지요.

• 목이 따끔거리는 증상이 처음 나타났을 때, 목 주위를 따뜻하게 찜질하면 도움이 됩니다. 따뜻한 물수건을 목에 두르면 되는데, 그 위에 천연 섬유 목도리를 두르면 따뜻한 기운이 좀 더 오래갑니다. 물수건이 식으면 바로 떼어내고, 수분이 증발하면서 체온을 빼앗기 전에 얼른 피부의 물기를 닦습니다. 하루에 여러 번 찜질하면 좋습니다. 삶은 감자 서너 개를 으깨서 얇은 면 수건으로 감싼 다음, 그것을 목에 두르면 물수건보다 따뜻한 기운이 오래갑니다. 단, 감자가 너무 뜨거우면 화상을 입을 수 있으므로 적당히 한 김 날아간 뒤에 찜질용으로 활용해야 합니다.

코감기

감기 바이러스는 목에서 한참 기승을 부린 뒤 코로 올라갑니다. 그곳에서 난방된 공기로 건조해진 점막을 만나면 기뻐서 폴짝폴짝 뜁니다. 코의 주인이 담배 연기를 푹푹 내뿜어도 좋아합니다. 담배 연기가 코점막의 섬모 운동을 방해하니까요. 이로써 바이러스가 점막 세포에 침투해 그곳에서 증식하며 격렬하게 공격할 최상의 조건이 갖추어졌습니다.

감기 바이러스의 증식

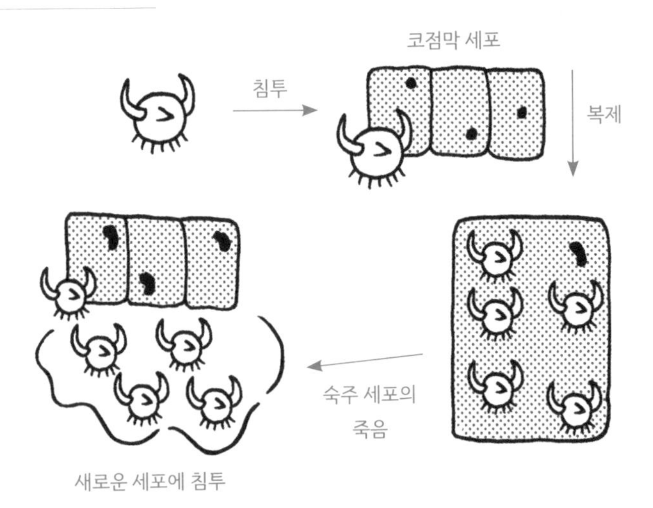

바이러스의 공격을 받은 코점막은 어떻게 대응할까요? 우선 원치 않는 손님을 빠르게 떨쳐 버리고자 재채기를 유발합니다. 그리고 보조 수단으로 수문을 열어 맑은 분비물을 흘려보냅니다. 바로 콧물입니다. 그러나 바이러스는 이 정도로 쉽게 떨어져 나가지 않아서 이제 코점막에 염증이 생깁니다. 그러면 콧물이 누렇고 걸쭉해지며, 코 막힘 증상도 나타납니다. 더 진행되면 부비강에 염증이 생기는데, 이것이 부비강염축농증입니다.

콧구멍에서 목젖 윗부분에 이르는 비강과 코 주변의 뼛속 공간인 부비강 사이에는 가느다란 연결 통로들이 있는데, 코감기로 이런 통로들이 부어오르면, 부비강의 분비물이 흐르지 못해 모두 그곳에서 정체됩니다. 박테리아가 서식하기에 좋은 환경이 되는 것이죠. 이런 이유로 코감기에 걸리면 종종 세균성 축농증이 뒤따릅니다. 따라서 코감기의 치료 목표는 일단 코 호흡을 회복하고, 분비물이 흘러갈 통로를 확보하는 것입니다.

콧물과 코막힘 증상은 여러 방법으로 치료할 수 있고, 증상에 따라 필요한 약이 다릅니다. 코감기가 곧잘 부비강염으로 발전하는지, 그렇지 않은지는 경험상 본인이 가장 잘 알 것입니다. 그러므로 개인 사정에 맞춰 상비약을 마련하기 바랍니다.

코감기: 상비약을 먹을까, 병원에 갈까?

알레르기 증상이 아닌 급성 비염, 콧물, 코 막힘

- 심한 두통이 있다. 머리를 숙이면 특히 더하다.
- 귀가 아프다.
- 39℃ 이상의 고열 동반
- 고름이나 피가 섞인 콧물
- 코감기 증상이 나타난 지 10일 이상 됐다.

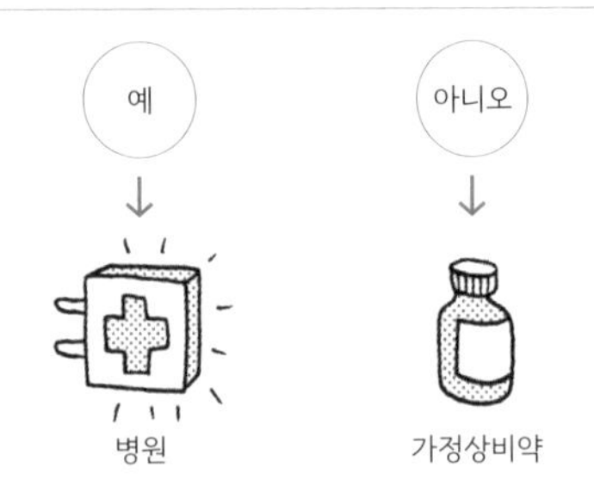

비강 스프레이

비강 분무제, 즉 비강 스프레이는 보통 자일로메타졸린xylometazoline이라는 성분을 함유하고 있습니다. 이 성분이 코

점막의 혈관을 수축해 점막의 붓기를 가라앉힘으로써 코 호흡과 분비물 배출을 개선하는 것이죠. 이런 비강 스프레이는 간단하고 편리하게 사용할 수 있습니다. 물론 비강 스프레이는 부비강 영역에는 작용하지 않습니다. 스프레이 분사액이 비강의 앞쪽 3분의 1 정도까지만 도달할 수 있기 때문입니다. 비강 스프레이를 지속해서 사용하면 코점막이 손상돼 자칫 후각 소실로 이어질 수 있으므로 주의할 필요가 있습니다. 요즘 판매되는 비강 스프레이는 대부분 방부제가 없는 제품이며, 펌프를 누르면 늘 일정 용량의 약물이 분사되게 만들어져서 용법만 잘 지켜 사용하면 안전합니다.

적용 대상	• 6세 이상부터 사용할 수 있지만, 유아는 반드시 의사의 처방을 받아야 합니다.
금기 대상	• 고혈압 환자 • 안압이 높은 경우, 특히 협우각형 녹내장에는 여간해서는 비강 스프레이를 사용해서는 안 되며, 의사와 상의 후 제한적으로만 사용해야 합니다. • 만성 비염(건조성 비염) 환자 • 임신 중에도 신중히 사용해야 합니다.
상호 작용	• 항우울제인 MAO(monoamine oxidase) 억제제와 비강 스프레이를 함께 사용하면 혈압이 높아질 수 있습니다.
부작용	• 흔하게(1/100≤n<1/10) 코점막이 타는 듯한 느낌이 들고, 건조해지며 재채기가 날 수 있습니다.

용량	• (0.1% 용액 기준) 양쪽 코에 한 번씩 뿌립니다. / 필요에 따라 1일 최대 3회까지만 사용합니다. • 지속해서 사용하면 점막에 좋지 않은 영향을 미치므로 사용 일수를 최대 5~7일로 제한합니다.
주의 사항	• 가족이라 해도 한 제품을 공유하지 말고 각자 따로 쓰세요. • 제품을 사용하기 전에 가볍게 코를 풉니다. • 스프레이 끝이 비격벽에 닿지 않게 주의하세요. 비격벽의 점막은 특히 얇고 민감해서 약효 성분이 집중되면 점막이 손상돼 화닥거리거나 심하면 피가 날 수 있습니다. 그리고 스프레이 끝이 비격벽에 닿지 않아야 약액이 비강에 더 많이 도달해 코 호흡을 여는 데 도움이 됩니다. • 오른쪽 콧구멍에 뿌릴 때는 스프레이를 왼손으로 사용하고, 왼쪽에 뿌릴 때는 오른손을 사용하면 적절한 각도로 자세가 잡힙니다. • 분무 후 투여한 약이 흘러내리지 않게 코를 몇 번 훌쩍입니다.
약효 속도	• 5~10분 사이에 효과가 나타나 5~8시간 지속됩니다.

슈도에페드린(pseudoephedrine)

이 약물은 가정상비약의 필수 품목은 아닙니다. 하지만 코감기가 곧잘 부비강염으로 발전하는 사람은 슈도에페드린을 알약으로 복용하면 효과를 볼 수 있습니다. 부비강에 이미 염증이 생긴 상황에서는 비강 스프레이가 별 도움이 되지 않으므로, 경구 투여 약물을 이용해 속에서 병원균을 공격하는 편이 더 낫습니다. 단, 운동선수라면 이 약물에 특히 주의해야 합니다. 슈도에페드린을 복용하고 약물 검사를 하면 결과가 양성으로 나옵니다.

복용 대상	• 12세 이상, 60세 미만
금기 대상	• 12세 미만, 60세 이상 • 갑상선 기능 항진증, 고혈압, 부정맥, 중한 심장 질환, 녹내장 환자 • 임산부와 수유부도 복용을 피해야 합니다.
상호 작용	• 삼환계 항우울제와 MAO 억제제 같은 특정 항우울제와 함께 사용하면 안 됩니다.
부작용	• 이따금(1/1,000≤n<1/100) 심장 박동 수 증가, 가슴 두근거림, 불안, 불면증이 나타날 수 있습니다. 특히 고용량 복용 시 이런 부작용에 주의해야 합니다.
용량	• 1회 용량: 60mg / 1일 최대 용량: 180mg • 3~5일 이상 계속 복용하면 안 됩니다.
복용 시간	• 식사와 함께 또는 식사 후
금기 식품	• 술
약효 속도	• 보통 13~30분 안에 약효가 나타나 3~4시간 지속됩니다. • 서방형 제제로 복용한 경우는 효과가 10시간까지 지속됩니다.

시네올(cineol)

시네올은 유칼립투스에서 추출한 에센셜 오일로 만든 생약 성분 가래약입니다. 점막의 자정 능력을 강화하고, 조금이나마 염증을 억제하고 붓기를 가라앉히는 효과를 내는 것으로 알려져 있습니다. 하지만 생약이 대개 그렇듯, 학문적으로는 뚜렷하게 효과가 입증되지 않았고, 며칠 복용한 뒤에야 약효를 느낄 수 있습니다. 별다른 부작용은 없지만, 위가 민감한 사람은 조심해야 합니다.

복용 대상	• 8세 이상
금기 대상	• 24개월 미만의 아기 • 8세 미만 어린이는 의사의 관리 감독 아래서만 투여할 수 있습니다. • 임산부와 수유부는 의사와 상의해야 합니다. • 시네올에 알레르기 반응을 보이는 사람
상호 작용	• 지금까지는 아무것도 알려지지 않았습니다.
부작용	• 이따금(1/1,000≤n<1/100) 구역질이나 설사 등 위장 장애가 나타날 수 있습니다. • 몸에서 레몬 냄새가 납니다.
용량	• 성인_1회 용량: 200mg / 1일 최대 용량: 400~800mg(800mg은 고질적인 경우만 허용) • 3~5일 이상 계속 복용하면 안 됩니다.
복용 시간	• 식사 30분 전에 충분한 물과 함께 복용하세요.
약효 속도	• 체감할 수 있는 효과는 약 4일 뒤에 나타납니다.

여행 갈 때

여행 중에는 호텔이나 버스의 에어컨 때문에 감기에 걸리기 쉬우므로 비강 스프레이를 챙겨 가면 좋습니다. 특히 비행기를 탈 때 비강 스프레이가 유용합니다. 코가 막혀 있으면 비행기 이착륙 시 귀 안쪽과 바깥쪽의 기압 차가 제대로 상쇄되지 않아 귀가 아프거나 내이에 손상을 입을 수 있기 때문입니다. 염분을 함유한 비강 스프레이는 건조한 기내에서 점막을 촉촉하게 해 줍니다.

기침감기

기침은 신체의 반사 작용입니다. 보통의 경우 공기는 코나 입을 통해 후두를 거쳐 기도 쪽으로 가서 기관지로 흘러들어 그곳에서 혈액에 산소를 공급합니다. 폐의 통로들은 매우 좁으며, 신체는 이 통로로 이물질이 들어오지 않도록 최선을 다합니다. 약간의 침조차 통과할 수 없습니다. 그래서 음식뿐 아니라 침을 삼킬 때도 기도 윗부분의 후두덮개가 닫혀 모든 액체와 고체 성분을 식도로 보냅니다. 행여 음식을 삼키다가 작은 음식물 조각이 기도 쪽으로 들어가 후두 안쪽을 스치면, 후두는 민감하게 기침 반사로 대응합니다. 들어오지 말아야 할 물질을 힘껏 밀쳐내는 것이죠. 아무리 의지력이 강한 사람이라도 이런 반사 작용은 억누를 수 없습니다. 이런 경우의 기침은 절대적으로 옳은 전략이므로 거부할 필요도 없습니다.

이와 달리 감기에 걸렸을 때 나는 기침은 바이러스 감염으로 말미암은 것입니다. 대개 처음 이틀이나 사흘쯤 목이 간질간질하면서 자꾸 콜록거리고 잔기침이 납니다. 이 같은 마른기침은 아직 가래가 나오지 않으므로 생산적인 기침이 아닙니다. 가래를 배출하지 못한다는 점에서 마른기침은 목적 없는 기침입니다. 마른기침의 충동에 굴복하면 기관지 점막이 서로 빠른 속도로 부딪히고, 기침은 점점 심해집니다. 마치 모기 물린 데를 긁으면 점점 더 가려워지는 것과 같습니다. 따라서 마른기침이 나는 단계에서는 자극을 완화하는 약물로 기침을 가라앉히는 편이 좋습니다.

그렇게 며칠 마른기침이 나는가 싶다가 대부분 가래를 동반한 젖은기침이 이어집니다. 젖은기침은 가래를 배출하므로 생산적인 기침입니다. 하지만 가래는 상당히 끈적해서 기침을 한다고 다 뱉어지지는 않습니다. 기관지 안에 가래가 있으면 세균이 서식하기 좋은 환경이 되므로, 세균 번식을 막으려면 가래를 묽게 하는 약을 먹는 것이 도움이 될 것입니다. 이제부터는 참지 말고 기침을 해도 됩니다. 물론 약을 먹으면 기침의 강도가 조금 약해집니다.

그런데 기침약의 효과는 상황을 좀 복잡하게 합니다. 일단 마른기침이 날 때는 가래약이 전혀 도움이 안 되므로 복용할 필요가 없습니다. 한편 젖은기침으로 가래를 배출해야 하는 시기에 기침을 가라앉히는 약을 먹으면 자칫 상황을 악화할 수 있습니다. 가래약 덕분에 가래가 묽어져 배출하기가 한결

기침감기: 상비약을 먹을까, 병원에 갈까?

전형적인 감기 증상을 동반한 급성 기침

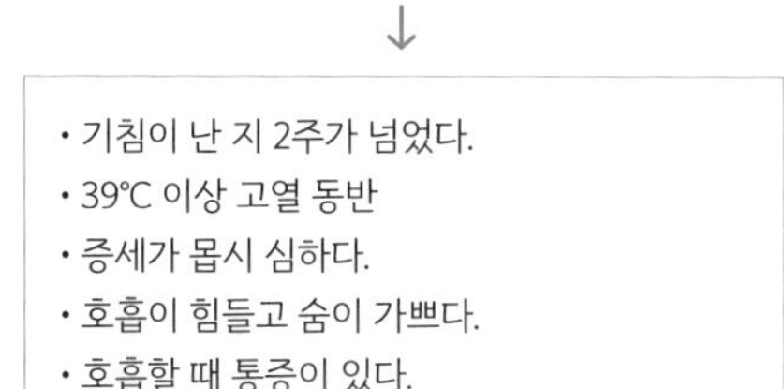

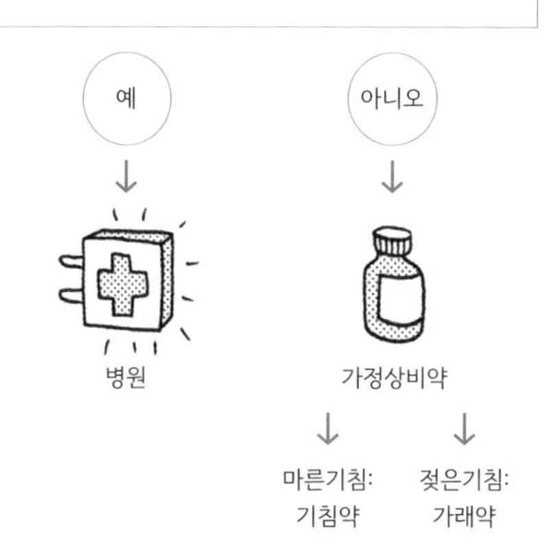

쉬워졌는데, 기침약이 기침을 억제하면 가래를 배출할 수 없기 때문입니다. 그러면 가래 낀 기관지가 박테리아의 온상이 될 수 있습니다. 따라서 젖은기침이 날 때는 기침을 억제하는 약을 먹지 않는 게 좋습니다. 다만, 기침이 심해서 밤잠을 설치는 경우에는 잠들기 직전에 기침약을 1회 용량 정도 복용하는 것이 좋습니다. 하지만 낮에는 가래약과 기침약을 동시에 먹어서는 안 됩니다.

기침약: 덱스트로메토르판(dextromethorphan)

기침이 심할 때 기침약은 분명 고생을 덜어 줍니다. 하지만 신중하게 투여해야 합니다. 덱스트로메토르판은 반사 중추, 즉 뇌줄기뇌간에 직접 작용해 기침 자극을 억제합니다. 이런 약물은 민감한 기관에 영향을 미치는 만큼 용량을 세심히 조절해야 합니다. 그렇지 않으면 부작용이 나타납니다. 고용량의 덱스트로메토르판을 투여하면 이 약물이 인체의 오피오이드 수용체를 점유해 지각 이상, 쾌감, 환각, 혼돈을 유발할 수 있고, 심하면 약물 의존성이나 중독 증상이 나타나기도 합니다. 행여 쾌감을 느낄 수 있다는 말에 혹해서 시험해 보는 사람이 없기를 당부합니다. 약물 부작용으로 뒤따르는 쾌감에는 혈압 저하, 운동 장애가 동반되며, 심한 근육 경련과 위험한 호흡 곤란 증세가 나타날 수도 있습니다.

복용 대상	• 12세 이상 • 약효 성분만 놓고 보자면 더 어린 나이에도 적용할 수 있지만, 어린아이가 기침을 할 때는 의사에게 진료받는 것이 원칙입니다.

금기 대상	• 가래가 많은 젖은기침이 나는 사람 • MAO 억제제 같은 항우울제를 복용 중인 사람 • 약물 의존성이 있거나 간 기능이 약한 사람 • 수유부 • 폐 기능이 떨어지거나 천식, 만성 폐쇄성 폐 질환을 앓고 있는 사람
상호 작용	• 중추 신경계를 약화하는 약물과 동시에 복용하면 상호 작용이 나타날 수 있습니다.
부작용	• 흔하게(1/100≤n<1/10) 피로와 어지러움, 구역질, 구토, 위장 장애가 나타날 수 있습니다.
용량	• 1회 용량: 30mg / 1일 최대 용량: 120mg • 의사 처방 없이 기침약을 3일 이상 복용하면 안 됩니다.
복용 시간	• 식사와 상관없이
금기 식품	• 술
약효 속도	• 15~30분 뒤에 효능이 나타나기 시작해 5~6시간 지속됩니다.

또 다른 방법

• 학문적으로 효능이 뚜렷이 입증되지는 않았지만, 생약을 선호하는 사람에게는 양아욱, 앵초 뿌리, 창질경이를 추천합니다. 이들 식물에는 점액성을 띠는 뮤신mucin 성분이 풍부합니다. 뮤신은 기침을 유발하는 수용체를 일시적으로 감싸 기침을 억제합니다. 단, 작용 시간이 짧습니다. 이 약제들은 대개 차로 우려 마시는데, 찬물에 우리는 것이 좋습니다. 냉수에 재료를 넣고 몇 시간 뒤에 걸러서 따뜻하게 데워 먹

으면 됩니다. 데우면 살균 효과를 볼 수 있고, 아울러 감기에 걸렸을 때는 따뜻해야 마시기가 더 편합니다. 시중에 즙 형태로 판매하는 상품을 활용하면 편리합니다.

• 꿀도 기침을 가라앉히는 효과가 있습니다. 단, 12개월 미만의 아기에게는 먹이면 안 됩니다. 아기들은 아직 장내 세균총이 다 발달한 상태가 아니므로, 만에 하나 보툴리누스균에 오염된 꿀을 섭취하면 그 균이 어린 장에 창궐하기 쉽습니다. 보툴리누스균은 젊음을 지키고 싶은 어른들에게는 표정 주름 없는 매끈한 피부를 선사하지만, 유아에게는 위험합니다. 이 균은 흔히 보톡스BOTOX라 불리는 보툴리눔 독소botulinum toxin를 분비해 근육을 마비시킵니다. 무엇보다 호흡을 돕는 근육을 마비시켜 생명을 앗아갈 수 있습니다.

가래약: 시네올

기침과 달리 가래에는 화학 약품이 별 도움이 안 됩니다. 생약과 화학 약품을 비교한 자료들이 의외로 화학 약품의 효과를 입증하지 못하고 있습니다. 가래가 많이 생겼을 때는 생약 성분이 더 나을 수 있습니다. 콧물, 코막힘 증상의 상비약으로 소개했던 시네올을 이용해 보세요.

또 다른 방법

• 타임thyme 추출물: 향신료로 자주 쓰이는 타임은 음식 맛을 살려 줄 뿐 아니라 기관지의 찐득한 가래도 무찔러 줍니다. 타임의 주된 성분인 티몰thymol이 가래를 묽게 하는 작용을 하거든요. 그밖에도 타임 추출물은 염증을 억제하고 경련을 완화합니다. 약인데 맛도 좋습니다.

복용 대상	• 6세 이상 • 더 어린 나이에도 적용할 수 있지만, 어린아이에게 가래가 있을 때는 의사에게 진료받는 것이 좋습니다.
금기 대상	• 임산부와 수유부는 의사와 상의해야 합니다.
상호 작용	• 다른 약물과의 상호 작용은 아직 알려진 것이 없습니다.
부작용	• 좀처럼 나타나지 않습니다.
용량	• 시중에서 구할 수 있는 제품은 대부분 액상 추출물로, 상당한 고농축 제품입니다. 제조사에 따라 스포이트 병이 제각각이고, 한 방울의 용량도 다르므로, 사용 설명서를 반드시 참조하세요. • 12세 이상_(액상 추출물 기준) 1회 용량: 1~2g / 1일 최대 용량: 6g • 6~11세_(액상 추출물 기준) 1회 용량: 0.5~1g / 1일 최대 용량: 3g
복용 시간	• 식사와 상관없이
약효 속도	• 정확한 통계는 없습니다.

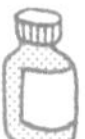

3

위장 문제

휴가철이나 야외에서 고기 구워 먹기에 좋은 계절, 파티가 많은 크리스마스와 연말 무렵이면 우리의 소화관은 도전에 맞서야 합니다. 너무 과식한 날은 배가 아파서 잠을 설치기도 합니다. 기름지고 단 음식을 절제하며 그릴 시즌과 크리스마스 시즌을 잘 넘겼다 해도 겨울이 깊어 가면 노로바이러스가 설사와 구토 증상을 데리고 위협해 옵니다. 그러므로 이에 대비한 가정상비약도 챙겨 둘 필요가 있습니다.

속 쓰림

역류성 식도염이 있는 사람은 속 쓰림을 자주 느낍니다. 대부분 속이 화닥거리는 느낌을 받는데, 가슴뼈 안쪽 통증이 동반되거나 신물이 올라오기도 합니다. 몸을 숙이거나 밤에 반듯이 누웠을 때 특히나 심합니다. 속 쓰림을 유발하는 원인은 다양합니다. 토마토소스부터 탄산음료, 커피, 술도 원인이 될 수 있고, 앞에서 살펴본 비스테로이드성 소염제나 코르티손 제제도 불쾌한 속 쓰림을 유발할 수 있습니다.

위액은 강한 산성을 띕니다. 그런데도 우리 몸이 멀쩡한 것은 위산에 분해되지 않는 점막이 위를 보호하고 있기 때문입니다. 하지만 식도에는 위 점막과 같은 보호층이 없습니다. 원래 식도는 일방통행로로 설계됐기 때문이죠. 식도 하부에는 '위 식도 조임근'이 있어서 한 번 내려간 음식물은 아무것도 다시 올려보내지 않습니다. 하지만 다음과 같은 원인으로 위 식도 조임근이 느슨해질 수 있습니다.

- 니코틴: 담배에 들어 있는 니코틴은 흡연자의 보상 중추에 편안함을 선사할 뿐 아니라, 위 식도 조임근도 느슨하게 합니다. 이

때문에 약간의 위산이 역류할 수 있습니다.

- 프로게스테론progesterone: 황체 호르몬인 프로게스테론은 임신기에 위 식도 조임근을 느슨하게 합니다. 그래서 임신 중에 위산이 역류하는 예가 있습니다.
- 스트레스, 걱정, 분주함
- 비만

속 쓰림: 상비약을 먹을까, 병원에 갈까?

드물게 나타나는 급성 속 쓰림

- 매일 혹은 일주일에 여러 번 속이 쓰리다.
- 속 쓰림이 재발하는 일이 잦다.
- 통증이나 삼킴곤란 증상이 동반된다.
- 임신 중의 속 쓰림

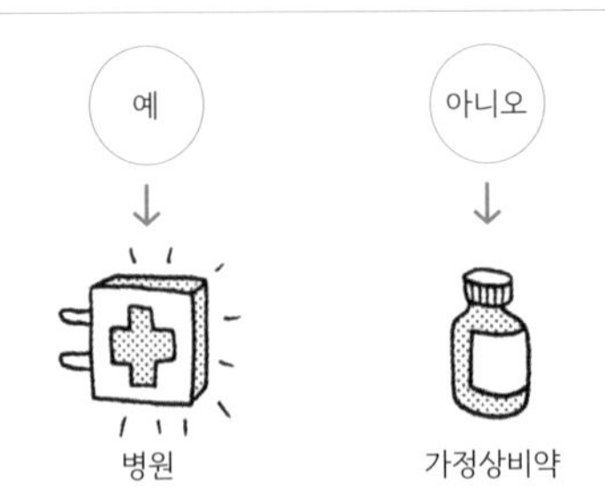

속 쓰림은 한 가지 원인으로 나타나기보다는 여러 질환의 증상일 수 있으므로 내버려 두면 또 다른 질환으로 이어질 수 있습니다. 어쩌다 드물게 속 쓰림 증상이 나타나는 사람은 가정상비약으로 가라앉힐 수 있지만, 자주 속이 쓰리다면 반드시 병원에 가야 합니다.

제산제: 알긴산(alginate)

제산제는 위에서 직접 위산을 중화하는 약물로, 혈액 속으로 침투하지 않아서 부작용이 일어날 가능성이 작습니다. 그 대신 제산제 중에는 알루미늄을 함유한 제품이 제법 있으므로 주의해야 합니다. 또, 제산제 중에는 위액뿐 아니라 다른 약물과도 결합해서, 그 약물이 혈액에 흡수되지 않게 방해하는 제품도 있으므로, 제산제를 다른 약물과 함께 복용하면 문제가 생길 수 있습니다. 따라서 믿음직한 효과를 내면서 알루미늄을 함유하지도 않았고, 다른 약물과 결합하지도 않는 제산제를 찾아서 복용하는 것이 바람직합니다.

다시마 같은 조류를 원료로 만든 알긴산은 위액 상부에서 상당히 안정적인 거품층을 형성합니다. 위산이라는 바닷물에 둥둥 떠다니는 고무보트쯤으로 생각할 수 있겠습니다. 위

알긴산은 '위산 바다'에 떠 있는 고무보트다.

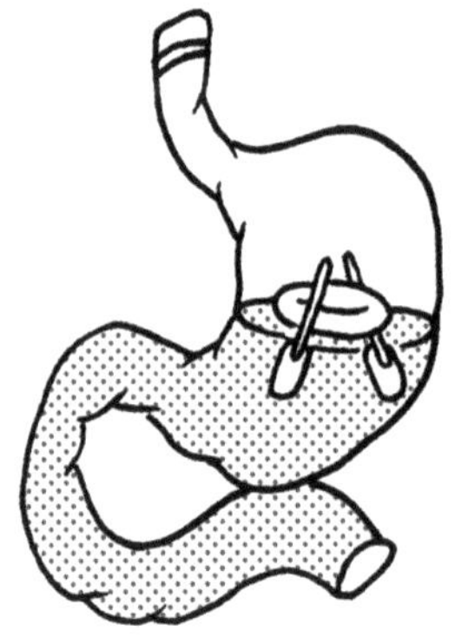

산이 너무 많이 분비돼서 파도가 거칠어지면 보트는 출렁이며 수면으로 올라가, 탄력 있는 뚜껑처럼 식도로 올라가는 길을 막아서 위액이 역류하지 않게 합니다. 또한, 이런 약은 대부분 산성을 약간 중화하는 미네랄 화합물을 함유하고 있습니다.

복용 대상	• 12세 이상 • 더 어린 아동에게 속 쓰림 증상이 나타나면 의사에게 진료받는 것이 좋습니다.
금기 대상	• 이 약물은 칼륨, 나트륨, 마그네슘을 함유하고 있으므로 신장 질환으로 말미암아 미네랄 공급을 제한해야 하는 환자는 의사나 약사에게 문의해야 합니다. • 알긴산에 알레르기 반응을 보이는 사람

용량	• 대체로 걸쭉한 액상 제제가 1회 용량으로 한 포씩 낱개 포장되어 있으므로, 한 포씩 복용합니다. • 의사 처방 없이 7일 이상 복용하면 안 됩니다. 속 쓰림 증상이 7일 이상 계속되면 병원에 가야 합니다.
복용 시간	• 식후, 잠자리에 들기 전
약효 속도	• 10~20분 안에 효능이 나타나 1~3시간 지속됩니다.

양성자 펌프 억제제: 오메프라졸

오메프라졸 같은 양성자 펌프 억제제는 위산 과다증에 굉장히 잘 듣습니다. 제산제보다 효과도 뛰어나고 오래갑니다. 단, 순환계에 흡수되는 만큼 부작용이 더 많습니다. 따라서 가벼운 속 쓰림에 양성자 펌프 억제제를 투여하는 것은 참새 잡자고 포탄 쏘는 격일 수 있습니다. 하지만 만만치 않은 증상에는 양성자 펌프 억제제가 위 점막을 보호하는 반창고로 작용합니다.

양성자 펌프 억제제는 제산제와 다른 방식으로 작용합니다. 약효 성분을 가진 알갱이들이 위산에 녹지 않게 코팅되어 있어서 위를 통과해 소장에서 흡수됩니다. 즉, 위에서 이미 분비된 위산을 중화하는 것이 아니라, 체내로 흡수돼 혈액을 타고 흐르다가 수용체에 도킹해서 위액을 생산하는 세포가 과잉 생산을 하지 않게끔 억제합니다.

복용 대상	• 성인
금기 대상	• 임산부와 수유부는 의사와 상의하세요. • 오메프라졸에 알레르기 반응을 보이는 사람
상호 작용	• 오메프라졸은 주로 간에서 분해됩니다. 이런 약물은 수많은 상호 작용의 위험을 동반하므로, 사용 설명서에 열거된 상호 작용 목록도 길 수밖에 없습니다. 오메프라졸을 다른 약물과 함께 복용하려 한다면 사용 설명서를 꼼꼼히 읽거나 약국에 가서 상의하기 바랍니다.
부작용	• 흔하게(1/100≤n<1/10) 설사, 변비, 복부 팽만과 방귀, 구역질, 구토가 나타날 수 있으며, 피로, 졸음, 수면 장애, 어지럼증, 두통이 나타날 수 있습니다.
용량	• 1일 1회 20mg • 의사 처방 없이 7일 이상 복용하면 안 됩니다. 속 쓰림 증상이 7일 이상 계속되면 병원에 가야 합니다.
주의 사항	• 일반적으로 캡슐제는 제형을 파괴하지 않고 복용해야 원하는 약효를 볼 수 있습니다. 그러나 캡슐을 삼키는 데 문제가 있다면 캡슐을 조심스럽게 열어 안에 있는 알갱이를 물과 함께 복용하는 것도 방법입니다. 캡슐 안의 알갱이들이 위산에 녹지 않게 코팅되어 있으므로, 이 알갱이들이 손상되지 않게 주의하면 됩니다.
복용 시간	• 공복에 복용(식전 30~60분)
약효 속도	• 1~3시간 뒤에 효능이 나타나기 시작해 하루 또는 며칠간 지속됩니다.

속 쓰림 예방과 대처법

• 적정 체중을 유지합니다. 살이 너무 많이 찌면 위가 사방에서 압박을 받아 내용물이 역류하기도 합니다.

• 특정 음식물을 섭취했을 때 자꾸 신물이 올라오는 느낌이 난다면 식단에서 빼는 것이 좋습니다.

• '늦은 시각에 먹는 것은 관을 채우는 행위'라는 말이 있습니다. 모든 상황에 다 들어맞는지는 모르겠으나, 최소한 자기 전에 먹은 음식이 역류성 식도염을 유발할 수 있음은 분명합니다.

• 역류성 식도염이 있다면 잠잘 때 머리를 높이는 것이 도움 됩니다. 단, 수면을 방해하지 않을 정도로만 조절해야 합니다.

• 옆으로 누워 자는 것이 편한 사람이라면 왼쪽으로 누워 보세요. 그러면 신물이 쉽게 올라올 수 없게끔 위와 식도가 배치됩니다.

• 미지근한 우유를 마시거나 마른 귀리 한 숟가락을 천천히 잘 씹어 먹으면 잠시나마 속 쓰림이 진정됩니다.

메스꺼움과 구토

의심스러운 것이 들어오면 우리 몸은 영리하게 대처합니다. 위가 뇌에 경고 신호를 보내자마자 뇌는 배 근육이 한껏 힘을 발휘할 수 있게끔 혈액을 많이 보냅니다. 그러다 보니 코 주변이 창백해집니다. 이어서 침샘에 침 분비를 늘리라는 명령이 떨어집니다. 그래야 잠시 후에 신물이 들이닥쳤을 때 치아를 보호할 수 있거든요. 그러고 나면 위가 행동에 돌입합니다. 심호흡 뒤에 기도와 코가 닫히면 배 근육과 횡격막이 모든 것을 올려 보냅니다. 욱!

대부분 구역질하기 전에 메스꺼움을 느끼는데, 메스껍고 구역질이 난다고 반드시 구토로 이어지는 것은 아닙니다. 그러나 메스꺼움만으로도 우리는 충분히 불쾌합니다. 구역질은 왜 날까요? 그리고 온몸에 힘이 빠지도록 고통스러운데 왜 구토를 하는 것일까요? 구역질과 구토는 우리 몸의 보호 메커니즘입니다. 상한 음식을 먹었거나 위장이 바이러스에 감염되면 우리 몸은 해로운 무언가가 계속 아래로 내려가 장에 도달하지 않게끔 보호 조치를 합니다. 독이 되는 성분이 장에 이르면 혈액으로 유입될 수 있으니까요. 그런 성분을 배출하려면 구토를 억눌러서는 안 됩니다. 따라서 체해서 막 구토가 나는 상태라면 일단은 구토를 억제하기보다 그냥 하는 편이 낫습니다. 구역질과 구토를 유발하는 원인은 다양합니다. 술을 너무 많이 마셨거나, 임신으로 인한 입덧이거나, 단지 비위가 약해서라거나, 멀미 때문이라면 비교적 해롭지

메스꺼움과 구토: 상비약을 먹을까, 병원에 갈까?

**24시간 이내에 발생한 급성 메스꺼움 혹은 멀미 증상,
발생한 지 48시간 이내, 하루 4회 이하의 구토**

- 39℃ 이상 고열 동반
- 몸 상태가 전반적으로 몹시 나쁘다.
- 강한 두통
- 산통처럼 주기적이며 극심한 복통
- 혈액이 섞인 구토

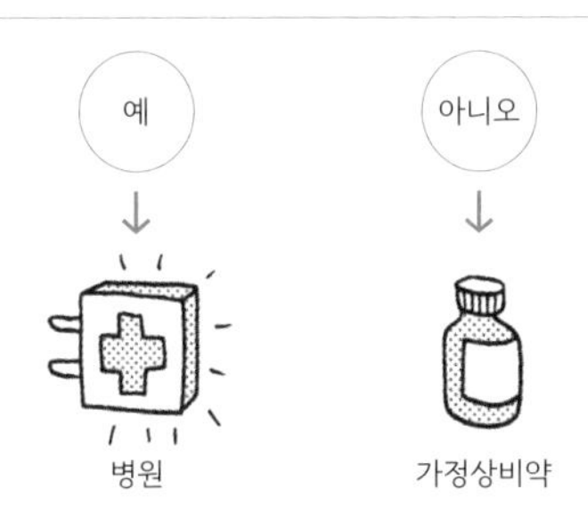

않은 이유에 속합니다. 하지만 뇌진탕이나 일사병으로 구토를 하기도 하므로 증상을 무시해서는 안 됩니다.

디멘히드리네이트, 디펜히드라민

구토를 가라앉히는 약은 구토 중추를 직접 안정시키지만, 구역질을 일으키는 원인을 제거하지는 못합니다. 따라서 위

의 내용물을 비우기 위한 구토라면 그냥 비워 내는 편이 속 편합니다. 반대로 위가 비었는데도 구토가 계속된다면, 약을 먹는 것이 좋습니다. 디멘히드리네이트와 디펜히드라민은 이름이 비슷한 만큼 작용도 비슷합니다. 두 약품은 여행 중의 멀미를 예방하는 데도 활용할 수 있습니다.

디멘히드리네이트는 당의정과 추어블정으로 판매됩니다. 씹어 먹는 알약인 추어블정은 멀미할 때 특히 유용합니다. 약효 성분이 소장까지 가서 혈액으로 유입되는 복잡한 과정을 거치지 않고 입안에서 구강 점막을 통해 빠르게 흡수됩니다. 디펜히드라민은 알약뿐 아니라 좌약으로도 유통됩니다. 위가 단단히 탈이 나서 정말 아무것도 먹을 수 없을 때는 먹는 약보다 좌약이 나을 것입니다.

복용 대상	• 12세 이상 • 더 어린 아동이 구역질이나 구토 증세를 보이면 병원에 데려가세요.
금기 대상	• 급성 울혈성 녹내장, 간질, 특정 심장 박동 장애가 있는 사람 • 임산부는 의사와 상의해야 하고, 수유부는 복용하면 안 됩니다.
상호 작용	• 심장 리듬에 영향을 미치는 약물과 동시에 복용하면 안 됩니다. • 수면제, 안정제, 진통제, 특정 항우울제와 함께 복용하면 안 됩니다.
부작용	• 흔하게(1/100≤n<1/10) 두통, 입 마름(구강 건조), 졸음, 의식 장애, 소변 장애(소변이 잘 나오지 않는 현상), 위장 장애가 나타날 수 있습니다. 이미 이런 증상이 있다면 이 약물을 복용하지 않는 것이 좋습니다.

용량	• 디멘히드리네이트 추어블정(약 20mg): 12세 이상_1회 용량: 1개 / 1일 최대 용량: 7개 • 디멘히드리네이트 당의정(약 50mg): 14세 이상_1회 용량: 50~100mg / 1일 최대 용량: 400mg • 디펜히드라민(알약 또는 좌약): 12세 이상_1회 용량: 25~50mg / 1일 최대 용량: 75~150mg
복용 시간	• 어차피 식욕이 없겠지만, 식사와 상관없이 복용합니다.
금기 식품	• 술
약효 속도	• 30분 뒤에 메스꺼움이 가라앉기 시작해 3~6시간 지속됩니다.

민간요법: 생강

생강의 진저롤gingerol 성분은 면역력 강화와 감기 예방에 효과가 있을 뿐 아니라, 메스껍고 구역질이 날 때도 효능을 발휘합니다.

복용 대상	• 6세 이상 • 더 어린 아동이 구역질이나 구토 증세를 보이면 병원에 데려가세요.
금기 대상	• 담석증이 있는 사람 • 임산부는 의사와 상의해야 하고, 수유부는 복용하면 안 됩니다.
상호 작용	• 생강과 다른 약물의 상호 작용에 관해서는 알려진 것이 없습니다.
부작용	• 간혹 속이 쓰릴 수 있습니다.
용량	• (가루로 섭취할 때) 1회 용량: 250~500mg / 1일 최대 용량: 1~2g(임산부는 1g)
복용 시간	• 어차피 식욕이 없겠지만, 식사와 상관없이 복용합니다.
약효 속도	• 30분 뒤에 메스꺼움이 가라앉습니다.

또 다른 방법

• 구역질이 나서 입맛이 없다면 제아무리 건강에 좋은 오트밀이라도 억지로 먹지 않는 게 좋습니다. 좀 굶어도 당분간은 큰일 나지 않습니다. 식사보다 중요한 것은 수분을 섭취하는 일입니다. 구토를 하면 수분이 손실됩니다. 물을 마시면 도움이 되지만, 탈수 증상이 아주 심각할 때는 병원에 가서 링거 주사를 맞는 게 좋습니다.

• 상큼한 레몬 향이나 박하는 일시적으로 메스꺼움을 가라앉히는 효과를 냅니다. 박하 오일 몇 방울을 티슈에 떨어뜨려 향기를 맡거나 깨끗한 유기농 레몬을 썰어 즙을 빨아 먹어도 도움이 됩니다.

• 뜨거운 물주머니를 배에 대고 있으면 속이 좀 가라앉습니다.

여행 갈 때

멀미가 걱정된다면 자동차나 배, 비행기 등을 타기 전에 디멘히드리네이트, 디펜히드라민 혹은 생강 제제를 복용하면 최악의 상황은 면할 수 있습니다. 1시간쯤 전에 미리 복용해야 효과를 볼 수 있습니다.

설사

하루 세 번 이상, 무르고 묽은 변을 250g 이상 배출하는 증상을 설사라고 합니다. 급성 설사의 원인은 바이러스나 세균 때문으로, 날고기나 날달걀, 샐러드, 때로는 식수에도 바이러스나 세균이 있을 수 있습니다. 또는 우리가 일상적으로 만지는 문손잡이나 스위치 등에 바이러스나 세균이 묻어 있다가 손을 매개로 옮아와 입으로 들어가기도 합니다.

설사는 장이 코감기에 걸린 것에 비유할 수 있습니다. 병원체가 코점막에 침투하려고 하면 코는 분비물을 만들어 냄으로써 바이러스를 씻어 냅니다. 장도 마찬가지입니다. 장은 물을 내부로 끌어들여 관을 깨끗이 씻어 냅니다. 문제는 그 과정에서 중요한 전해질도 함께 씻겨 나간다는 것입니다. 나트륨, 칼륨, 염화물 등의 전해질은 물에 녹아 양이온과 음이온으로 존재하면서 체내에 물을 고르게 확산시키고 근육이 제때 수축하게끔 하며, 심장 박동을 유지해 줍니다. 설사병에 걸리면 몸이 쇠약해지는 까닭은 전해질이 씻겨 나가기 때문입니다. 전해질이 씻겨 나가면 근육 경련이 일어날 수 있고, 최악의 경우 심장 리듬 장애가 발생할 수 있습니다.

설사: 상비약을 먹을까, 병원에 갈까?

급성 설사

↓

- 39℃ 이상의 고열 동반
- 피가 섞인 변을 본다.
- 만 4세 미만의 어린아이
- 변비와 설사가 계속 교대로 나타난다.

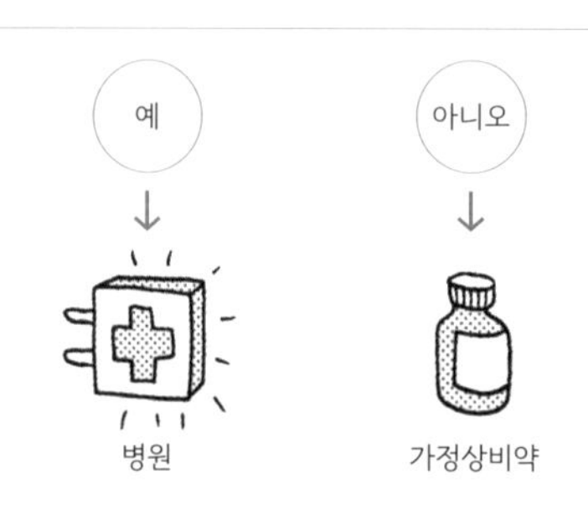

전해질 용액

설사가 심하면 물이나 차를 마셔도 몸속 수분이 부족할 수 있습니다. 장에서 혈액으로 물을 제대로 운반하려면 전해질과 글루코스가 있어야 하기 때문입니다. 그래서 전해질 용액은 기본적으로 설탕과 소금으로 이루어졌고, 맛도 딱 그런 맛이 납니다.

복용 대상	• 모든 나이. 단, 신생아나 유아가 설사를 하면 병원에 가야 합니다. 어린아이들은 성인보다 탈수 증세가 훨씬 빨리 나타납니다.
금기 대상	• 임산부나 수유부가 심하게 설사를 하면 병원에 가는 것이 좋습니다.
상호 작용	• 전해질 용액이 심장약으로 사용되는 글리코사이드(glycoside)의 작용을 약하게 할 수 있습니다. 이런 약을 먹는 사람은 의사와 상의해서 복용해야 합니다.
부작용	• 위가 민감한 경우에는 전해질 용액에 포함된 칼륨이 메스꺼움을 유발할 수 있습니다.
용량	• 완제품 전해질 용액을 설사할 때마다 마십니다. • 의사와 상의하지 않고 36시간 이상 복용하면 안 됩니다. • 설사와 구토를 동시에 겪는 경우, 완제품 용액을 숟가락으로 복용하세요. 5~10분마다 한 숟가락씩 복용하다가 서서히 용량을 늘립니다. • 물에 녹여 먹게끔 분말 형태로 판매되는 제품은 물 200mℓ에 제품 한 봉지를 녹여 마십니다. 물에 녹인 지 1시간이 지난 용액은 버리세요.
직접 만들기	• 생수 혹은 끓인 물 1ℓ • 칼륨이 많이 함유된 오렌지주스 100mℓ(설사를 너무 자주 한다면 바나나 1~2개로 대체) • 식염 1/4티스푼 • 베이킹파우더 1/4티스푼 • 설탕 2테이블스푼(설탕은 단맛을 내기 위한 것이 아니라, 글루코스 공급을 위한 것이므로, 인공 감미료로 대체하면 안 됩니다.) • 위에 열거한 재료를 준비하고, 잘 섞어서 냉장고에 보관했다가 마시면 됩니다. 만든 지 12시간이 지난 용액은 버리세요.

라세카도트릴(racecadotril)

이 약은 장으로 수분이 급격하게 유입되는 것을 막아 화장실에 들락거리는 횟수를 줄여 줍니다. 자연적인 장운동에는 영향을 끼치지 않으므로 변비 걱정은 안 해도 됩니다.

복용 대상	• 성인: 처방전 없이 구매할 수 있습니다. • 12세 이상 어린이와 청소년이 처방전 없이 구매할 수 있는 제제는 아직 개발하는 중입니다.
금기 대상	• 만성 설사에는 라세카도트릴을 복용해서는 안 됩니다. • 임산부와 수유부를 대상으로는 아직 이 약에 관한 경험치가 충분하지 않으므로 복용하지 않는 것이 좋습니다.
상호 작용	• 경우에 따라 고혈압약 중 하나인 ACE(angiotensin converting enzyme) 억제제의 부작용을 강화할 수 있습니다.
부작용	• 아주 흔하게(1/10≤n) 두통이 나타납니다.
용량	• 1회 용량: 100mg / 1일 최대 용량: 300mg • 첫날만 첫 번째 복용 시 2캡슐을 복용할 수 있고, 24시간 이내에 4캡슐을 복용해도 됩니다. 이튿날부터는 1일 3회, 1회 1캡슐씩만 복용해야 합니다. • 의사와 상의하지 않고 3일 이상 복용하면 안 됩니다.
복용 시간	• 식사를 할 수 있는 경우, 식사 전에 복용하세요.
약효 속도	• 30분 뒤에 효과가 나기 시작해, 약 8시간 지속됩니다.

로페라미드

로페라미드는 장운동이 너무 활발하지 않도록 억제해 설사 횟수를 줄이고, 수분과 전해질이 흡수되는 시간을 늘림으로써 전해질 손실을 막는 약품입니다. 1970년대부터 지사제로 널리 판매되고 있습니다.

복용 대상	• 12세 이상

금기 대상	• 만성 설사에는 의사의 처방에 따라서만 복용할 수 있습니다. • 임산부, 수유부, 간 질환을 앓고 있는 사람은 복용하기 전에 반드시 의사와 상의해야 합니다. • 항생제 치료를 받은 뒤에 나타난 설사 증세에는 로페라미드를 복용해서는 안 됩니다.
상호 작용	• 상호 작용 약물은 드뭅니다.
부작용	• 흔하게(1/100≤n<1/10) 두통이 나타날 수 있습니다.
용량	• 성인_1회 용량: 2mg / 1일 최대 용량: 12mg(첫날, 첫 복용 시에만 4mg을 복용하고, 설사한 뒤마다 2mg을 복용합니다.) • 12세 이상 아동과 청소년_1회 용량: 2mg / 1일 최대 용량: 8mg • 의사와 상의하지 않고 48시간 이상 복용하면 안 됩니다.
복용 시간	• 시간에 구애받지 않아도 됩니다.
약효 속도	• 1~2시간 뒤에 효과가 나기 시작하며, 약효 지속 시간은 사람마다 차이가 큽니다.

또 다른 방법

• 뜨거운 물주머니를 배에 대고 있으면 탁월한 효과를 볼 수 있습니다.

• 설사하는 와중에도 식욕이 돋는다면 흰쌀밥이나 흰죽, 으깬 바나나, 러스크 등 변비를 유발하기 쉬운 음식을 먹습니다.

• 손을 자주 씻습니다.

• 속옷, 침대보, 손수건을 최소 60℃ 이상 온도에서 세탁합니다.

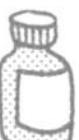

4

피부 문제

벌레에 물렸거나 가벼운 화상을 입는 등 일시적으로 피부에 문제가 생겼을 때는 가정상비약으로 치료하거나 응급 처치를 하고 병원에 가는 식으로 대처할 수 있습니다. 하지만 알레르기성 피부염이나 만성적인 피부 질환은 가정상비약으로 해결할 문제가 아니라 의사의 진료를 받아야 합니다. 따라서 이 책에는 일시적인 피부 문제만 다루었습니다.

벌레 물림

흔히 듣는 이야기처럼 모기에 잘 물리는 사람은 그렇지 않은 사람보다 피가 달까요? 아닙니다. 모기가 좋아하는 것은 달콤한 맛이 아니라 땀 냄새입니다. 땀 냄새 풀풀 나는 발만큼 강렬하게 모기를 유혹하는 것도 없습니다. 모기는 진한 향수 냄새도 좋아하고 보통 사람보다 체온이 높은 임산부도 좋아합니다. 더불어 운동할 때처럼 격하게 호흡하는 사람도 무척 좋아합니다. 모기는 50m 밖에서도 인간의 날숨에 섞여 있는 이산화탄소를 감지하고 날아옵니다. 그러므로 사람은 누구나 어느 정도는 모기에 물리기 좋은 조건을 갖추었다고 할 수 있습니다.

사실, 모기의 주식은 동물의 피가 아닙니다. 모기는 식물의 즙과 꿀만 먹어도 생명을 유지하는 데 지장이 없습니다. 다만, 암컷 모기가 알을 성숙시키기 위해서는 인간이나 동물의 피에 든 단백질이 필요합니다. 그러므로 우리의 피를 탐하는 모기는 모두 암컷입니다. 암컷 모기는 뾰족한 입으로 피부를 찌르고, 피를 빨기 전에 먼저 타액을 주입합니다. '작전 지역'에 필요한 조치를 하는 것이죠. 우리가 혈당 측정기를 사용할 때, 채혈하기 전에 손가락을 주무르거나 흔들어서 손끝에 피가 잘 통하게 하는 것처럼 모기 역시 작전 지역에 피가 잘 돌게끔 사전 조치를 합니다. 모기의 자그마한 체구로는 인간의 피부를 마사지해 봤자 별 도움이 안 되므로, 작전 지역의 혈액 순환을 자극하는 타액을 이용하는 것입니다. 아울러 모기의 타액에는 혈액을 희석하는 물질도 섞여 있습니다. 목숨을 걸고 힘들게 접근해 인간의 피부에 구멍을 뚫었는데 피가 너무 빨리 응고해 버리면 곤란하니까요.

혈액 순환은 촉진하고, 응고는 방해하는 모기의 타액이 신체에 주입되면 우리 몸은 히스타민을 분비하며 방어에 나섭니다. 히스타민은 알레르기 반응을 담당하는 전달 물질로, 가려움증을 유발합니다. 이것이 모기에 물렸을 때 가려움을 느끼는 이유입니다. 가렵다고 해서 모기 물린 부분을 긁으면 피부 표면에 이미 존재하던 균들에 감염되어 염증이 생길 수 있습니다. 그러므로 모기에 물렸을 때는 가능하면 긁지 말고 가려운 부분을 손끝으로 힘있게 두드리는 편이 낫습니다.

한편 꿀벌이나 말벌이 사람을 쏘는 까닭은 방어하기 위해서입니다. 따라서 벌집을 건드리거나 너무 가까이 다가가지 않는다면 녀석들도 굳이 인간을 쏘지 않습니다. 특히 여러 번 침을 쏠 수 있는 말벌과 달리 꿀벌은 단 한 번 침을 쏘고 나면 목숨을 잃기에 함부로 쏘지 않습니다.

벌에 쏘이지 않으려면 야외에서 음식을 먹을 때 음식이나 음료의 뚜껑을 덮어 두는 편이 좋습니다. 혹시 벌이 가까이 다가오더라도 손을 마구 휘저으면 안 됩니다. 벌들은 빠른 움직임을 더 잘 포착하니까요. 벌은 인간보다 더 겁이 많고, 녀석들이 원하는 것은 우리의 피가 아니라 빵 조각과 달콤한 음료라는 사실을 기억하면 좀 더 침착하게 대응할 수 있을 것입니다.

우리 몸은 벌에 쏘였을 때도 히스타민을 분비하는 등 모기에 물렸을 때와 비슷하게 반응합니다. 하지만 모기와 달리 벌에 쏘이면 알레르기 반응으로 목숨이 위태로워지는 사람도 있습니다. 이 같은 중증 알레르기 반응은 가정상비약으로 대처할 수 있는 문제가 아니므로 이 책에서는 다루지 않았습니다. 꿀벌에 쏘이면 침이 피부에 박혀 있으므로 제일 먼저 벌침을 제거해야 합니다. 핀셋이 있으면 좋겠지만, 없을 때는 손톱이나 신용카드 같은 것으로 살살 긁어내면 됩니다.

나들이하기 좋은 계절에는 진드기를 조심해야 합니다. 특히 독일에서는 '흡혈 진드기' 또는 '살인 진드기' 같은 이름으로 불리는 체케zecke가 기승입니다. 체케가 살인 진드기라는 별명을 얻은 까닭은 뇌막염 바이러스나 보렐리아균을 옮기기 때문입니다. 뇌막염은 바이러스, 세균 등에 의해 뇌수막에 염증이 생기는 병인데, 다행히 예방 주사로 막을 수 있습니다. 하지만 보렐리아균이 유발하는 보렐리아증은 아직 예방할 방법이 없습니다.

체케는 풀잎이나 나뭇잎에 붙어 있다가 사람이나 동물이 풀숲을 헤치고 갈 때 옮아 붙습니다. 그러므로 숲에 갈 때는 긴소매 옷과 긴 바지를 입고, 가능하면 목에도 뭔가를 둘러서 피부가 노출되지 않게 하는 것이 좋습니다. 나무나 풀이 무성한 곳을 지날 때는 바짓단을 양말 속에 집어넣는 것도 좋은 방법입니다. 야외 활동을 마치고 귀가하면 옷을 벗은 뒤 혹시 피부에 진드기가 붙어 있지 않은지 자세히 살펴보세요. 체케는 물 곳을 굉장히 까다롭게 고르는 터라 일단 물기 전에 이리저리 기어 다니면서 물기 좋은 곳을 물색하는데, 그러느라 소비하는 시간이 제법 됩니다. 녀석은 오금, 생식기, 팔꿈치 안쪽, 겨드랑이, 귀 뒤쪽을 곧잘 뭅니다.

로베르트-코흐 연구소가 발표한 자료에 의하면 진드기 위험 지역에서 체케에 물렸을 때, 뇌막염 감염률은 0.1~5%, 보렐리아증 감염률은 0.3~1.4% 수준입니다. 뇌막염 감염률이 좀 더 높은 까닭은 뇌막염 바이러스는 체케의 침샘에 있어서 감염 경로가 짧고, 보렐리아균은 체케의 배 속에 있어서 사람에게 옮기까지 좀 더 시간이 걸기 때문입니다.

어쨌거나 체케에 물렸다면 어떻게 해야 할까요? 당연히 녀석을 떼어 내야 합니다. 체케의 모든 부분을 떼어 내야 하며, 빨리 떼어 낼수록 좋습니다. 간혹 기름이나 매니큐어 등으로 체케를 질식시키라는 얘기가 들리는데, 절대로 안 됩니다. 체케가 괴로워하면서 배 속의 내용물을 토해 내기라도 하면 오히려 감염을 촉진할 수 있습니다. 따라서 체케를 온전한 상태로 떼어 내는 것이 가장 좋습니다. 그러기 위해 진드기 제거 핀셋이나 올가미 같은 제품을 이용하면 도움이 됩니다. 어떤 도구를 사용할지는 취향의 문제라 할 수 있지만, 어느 경우든 피를 빨아먹은 상태의 빵빵한 몸통을 잡고 떼내려 했다가는 체케의 몸통이 터져서 균이 빠져나올 수 있으므로 주의해야 합니다. 다음 그림을 보며 진드기 제거하는 요령을 익혀 두면 실전에 도움이 될 것입니다.

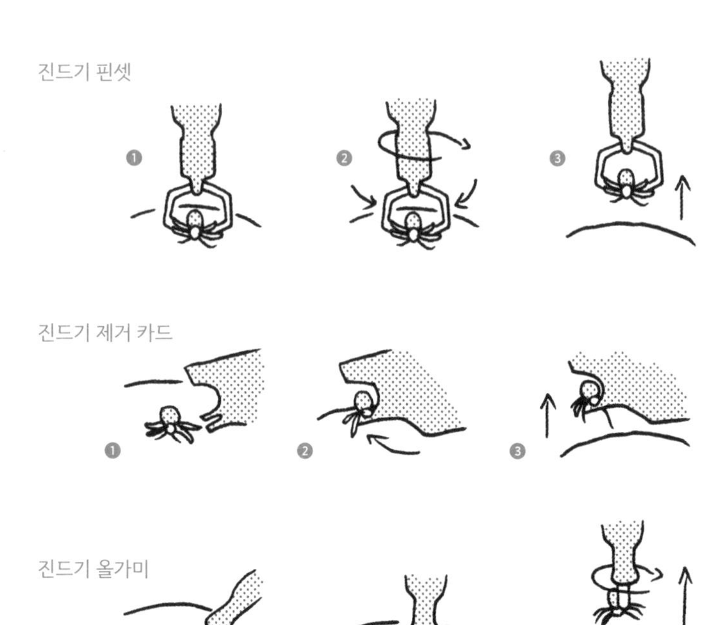

진드기 떼어 내기

체케를 제거한 다음에는 물린 자리를 소독한다. 떼어 낸 진드기를 병원에 가져가면 녀석이 뇌막염 바이러스나 보렐리아균을 보유하고 있었는지 확인해 볼 수 있다.

물리기 전에 예방하자

열대 지역을 제외하면, 일반적으로 모기에 물리는 상황은 그저 가렵고 불쾌할 뿐 크게 위험하지는 않습니다. 그래도 물리지 않게 예방하는 편이 여러모로 낫습니다. 모기가 주로 활동하는 저녁에는 밝은색의 긴소매 옷을 입고, 실내에 모기가 들어오지 못하게 방충망을 점검하고, 정원의 연못이나 웅덩이, 빗물받이 등 모기가 서식할 만한 환경을 줄이면 도움이 됩니다. 모기는 땀 냄새를 좋아하므로 저녁에 꼭 샤워를 하고, 번거롭겠지만 모기장을 치고 자는 것도 좋은 방법입니다. 상황에 따라 모기 기피제를 사용해도 도움이 됩니다.

모기 기피제는 상온에서 피부에 닿아 증발하는 성분으로 이루어져 있습니다. 우리 몸에서 이런 성분이 증발하면서 특유의 냄새를 풍기면 모기가 우리를 찾지 못합니다. 그리고 모기는 그 냄새를 싫어합니다. 물론 사람도 화학적인 그 냄새를 썩 좋아하지는 않습니다. 그래서 천연 성분으로 만든 제품을 찾아서 쓰는 사람도 많습니다. 하지만 천연 모기 기피제에 쓰이는 에센셜 오일의 냄새를 모든 사람이 좋아하지는 않을뿐더러 천연 제품은 효과 지속 시간이 너무 짧습니다. 그래서 이렇다 할 효과를 보려면 계속해서 뿌리거나 발라야 합니다.

모기 기피제로 많이 쓰이는 몇 가지 성분을 알아봅시다.

디에틸톨루아미드(diethyltoluamid)

디에틸톨루아미드는 세계 보건 기구와 독일 열대 의학 연구소가 가장 먼저 꼽는 제제입니다. 주로 멀리 여행할 때 말라리아와 뎅기열 등의 중병을 예방하기 위해 사용합니다. 모기, 쇠파리, 파리, 체케 등에 효과를 보이는 약품으로 1946년 이후 줄곧 시판되고 있습니다.

독일 의사 신문에 따르면 이 약품을 사용해서 중대한 부작용이 나타난 경우는 극히 드뭅니다. 그래도 신생아, 유아, 임산부, 수유부는 디에틸톨루아미드를 사용하면 안 됩니다. 또 점막이나 상처가 있는 피부에도 뿌려서는 안 됩니다. 사용 설명서에는 신체 표면의 20% 이상을 디에틸톨루아미드로 처치하지 말라는 권고 사항이 제시되어 있습니다.

요소 성분을 함유한 보디로션을 바른 경우에는 특히 조심해야 합니다. 요소는 디에틸톨루아미드가 피부를 통해 혈액 속으로 흡수되도록 촉진하기 때문입니다. 이 밖에 디에틸톨루아미드는 플라스틱을 녹이므로 플라스틱으로 만든 손목시계나 액세서리를 착용했다면 조심해서 사용해야 합니다.

사용 후에는 물과 비누로 약품을 씻어 내는 게 좋습니다. 디에틸톨루아미드의 효과 지속 시간은 농도에 따라 다르며,

모기는 최대 8시간, 체케는 최대 2~4시간까지 접근하지 않습니다.

이카리딘(icaridin)

1980년대에 개발된 이카리딘은 두 번째로 애용되는 모기 기피제 성분으로, 디에틸톨루아미드보다 좀 더 순합니다. 냄새가 나지 않고, 플라스틱을 녹이지도 않습니다. 효능은 디에틸톨루아미드와 비슷하며, 마찬가지로 열대에서 효과를 발휘하는 모기 기피제입니다. 임산부와 수유부도 이카리딘을 함유한 제품을 사용할 수 있습니다. 아이들은 만 2세부터 사용할 수 있습니다.

에틸부틸아세틸아미노프로피오네이트(ethylbutylacetylaminopropionate)

줄여서 EBAAP라고 부릅니다. 디에틸톨루아미드와 이카리딘보다 효과 지속 시간이 짧지만, 꿀벌이나 말벌이 가까이 오지 못하도록 막아 주므로 벌 독 알레르기가 있는 사람에게 유용합니다. 디에틸톨루아미드와 이카리딘에는 벌을 쫓는 효과가 없습니다.

어쨌거나 물렸다면

벌레에 물리지 않는 100% 완벽한 예방법이 있다면 좋겠지만, 아직 그런 소문은 못 들어 봤습니다. 어쨌거나 물렸다면 다음과 같은 방법으로 대처할 수 있습니다.

벌레 물림: 상비약을 쓸까, 병원에 갈까?

모기 물림, 벌에 쏘임, 진드기에 물림

- 물리거나 쏘인 다음 몸 상태가 안 좋고, 메슥거리며, 호흡 곤란, 관절통, 열이 있다.
- 혀, 목, 눈에 물리거나 쏘였다.
- 벌레 물림 알레르기가 있다.
- 진드기에 물린 뒤 열이나 심한 두통이 있다.
- 진드기에 물린 뒤 최대 4주까지 둥근 형태로 피부가 붉어지는 증상이 나타나 계속 퍼진다.
- 신생아나 유아가 벌에 쏘였다.

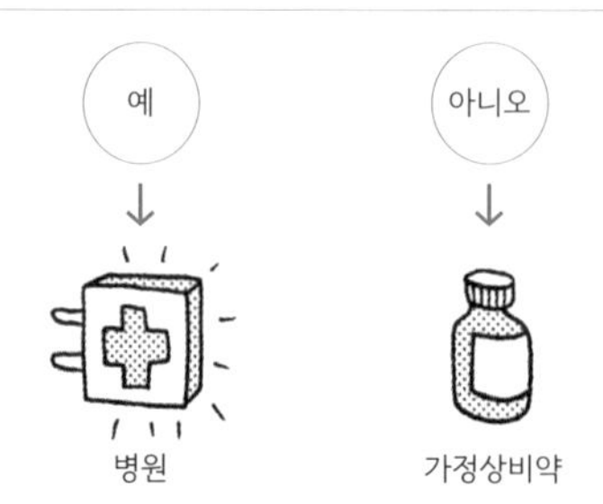

모기는 곧잘 밤에 뭅니다. 자다가 물리면 바로 알아채고 대처하기가 어렵지만, 낮에 물려서 곧장 알아챘다면 피부에 열을 가해 보세요. 벌에 쏘였을 때도 열이 효능을 발휘합니다. 열은 피부에 주입된 독을 비활성화하고, 계속 확산하지 않도록 막아 줍니다. 따라서 모기에 물렸거나 벌에 쏘였을 때 뜨거운 물로 해당 부위를 닦아 내면 좋습니다. 독일에서 판매되는 바이트어웨이bite away라는 제품을 이용해도 됩니다. 모기 물린 부위를 51℃의 열로 지져 독성을 무마하는 기구로, 물리거나 쏘인 부위에 아이는 3초간, 어른은 6초간 이 스틱을 대고 있으면 효과를 볼 수 있습니다.

바르는 약품

가려움이 심하면 약을 사용할 수도 있습니다. 피부에 바르면 가려움을 덜어 준다는 제품이 많은데, 사실 이런 제품의 효능은 아직 연구를 통해 뚜렷이 입증되지 않았습니다. 하지만 경험상 특정 제품을 발라서 효과를 봤다면 그 제품을 활용하면 됩니다.

항히스타민제

피부가 모기들의 잔칫상이 되었다면, 항히스타민제를 복용하는 것도 도움이 됩니다.

가려워서 미칠 것 같다면

19세기 말 독일의 저명한 의사였던 막스 폰 프라이는 '가려움은 통증의 동생'이라고 했습니다. 피부가 가려울 때 긁는 까닭이 통증으로 가려움을 덮으려는 행위라는 뜻이죠. 그러나 심하게 긁으면 상처가 나거나 염증으로 발전할 수 있으므로 좋은 방법이 아닙니다.

가려움증은 급성으로 잠시 나타날 수도 있고 만성이 될 수도 있습니다. 벌레 물려 가려운 것은 급성 가려움증으로, 이는 히스타민의 작용을 억제하는 항히스타민제로 진정시킬 수 있습니다. 히스타민은 신체 곳곳에서 등장하는 신경 전달물질로, 몸속에서 여러 가지 일을 합니다. 위산 분비, 혈관 확장, 기관지 수축에 관여하며, 구토와 가려움증을 유발하기도 합니다.

벌레에 물리거나 쏘이면 곤충의 독에 든 단백질이 피부를 통해 들어옵니다. 이런 단백질은 우리 몸에 '낯선' 물질이므로 신체는 이를 용인하지 않고 염증 반응으로 막아 냅니다. 염증 반응의 목적을 간단히 말하자면, 해로운 물질을 무력화해서 몸 밖으로 내보내는 것입니다. 염증이 생기면 피부가 붓거나 붉어지며 가렵고 열이 나기도 합니다. 이는 해당 부위의 혈액 흐름이 느려져 혈관이 확장되고 혈류량이 증가함에 따라 동반되는 현상입니다. 혈액이 천천히, 많이 흐르면 치료에 필요한 성분이 손상된 조직으로 더 많이 침투할 수 있습니다. 더불어 염증 부위에서 분비되는 전달 물질 덕분에 혈관은 평상시보다 특정 물질을 더 잘 투과시킵니다. 그리하여 염증을 일으키고 치료하는 데 필요한 물질이 목표 지점으로 쉽게 운반됩니다. 염증을 일으키는 물질은 대체로 수명이 짧아서 원인 물질이 없어지면 급성 염증 반응은 멈추기 시작합니다. 만약 급성 염증 반응으로 '침입자'를 다 제거하지 못해 몸속에 원인 물질이 계속 남아 있으면 만성 염증으로 진행됩니다.

이러한 과정이 히스타민에 의해 일어납니다. 히스타민은 체내의 비만 세포에 있습니다. 비만 세포는 낯선 물질이 침투했다는 정보를 받으면 신속히 문을 열어 히스타민을 내보냅니다. 그러면 히스타민이 낯선 물질 침입 현장으로 출동해 해당 부위의 수용체에 도킹함으로써 염증 반응을 일으킵니다. 그런데 염증 반응이 과도하게 일어나면 심하게 가렵거나 두드러기가 나는 등 몸이 괴로워집니다. 그래서 항히스타민제가 필요합니다. 항히스타민제는 히스타민 대신 수용체에 도킹해서 히스타민의 작용을 차단함으로써 염증 반응을 줄여 줍니다.

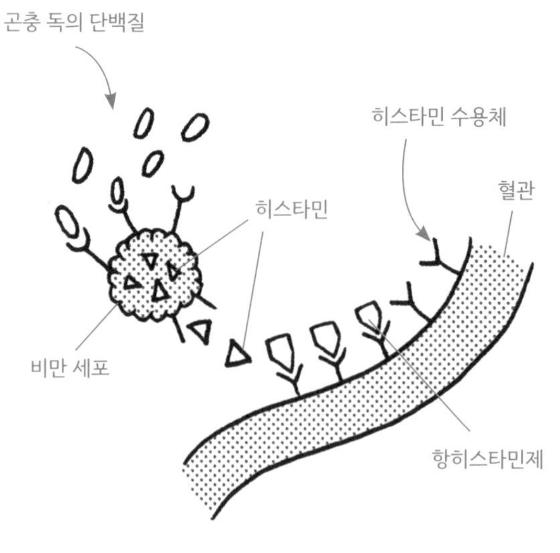

항히스타민제로 가려움증을 가라앉힐 수 있다.

세티리진(cetirizin)

오래된 1세대 항히스타민제들은 졸음을 유발하는 까닭에 가벼운 수면 유도제로 쓰기도 합니다. 하지만 꼭 쉬어야 하는 경우가 아니라면 항히스타민제를 복용했다가 졸음 때문에 일상생활에 불편을 겪을 수 있습니다. 그래서 차세대 항히스타민제는 이런 불편 사항을 개선했습니다. 세티리진은 대체로 졸음을 유발하지 않는 2세대 항히스타민제입니다.

복용 대상	• 2세 이상
금기 대상	• 임산부, 수유부, 간질 환자, 신부전 환자는 복용 전에 의사와 상의해야 합니다.
상호 작용	• 아직 이렇다 할 상호 작용 보고가 없습니다.
부작용	• 흔하게(1/100≤n<1/10) 피로, 입 마름, 메스꺼움, 어지럼증, 졸음이 나타날 수 있습니다. • 아동에게는 목 통증도 나타날 수 있습니다.
용량	• 12세 이상_1회 용량: 10mg / 1일 최대 용량: 10mg • 6~11세_1회 용량: 5mg / 1일 최대 용량: 10mg • 더 어린 아동은 시럽이나 스포이트 병에 담긴 액상 제제로 투여할 수 있습니다.
복용 시간	• 식사와 상관없이 복용할 수 있고, 저녁에 복용했을 때 가장 효과가 좋습니다.
약효 속도	• 20분~1시간 사이에 효과가 나기 시작해 24시간 지속됩니다.

일광 화상

햇볕을 쬐면 우리 몸은 비타민 D를 생산해 면역계를 활성화합니다. 그리고 기분도 좋아집니다. 적당한 햇볕은 좋은 치료제가 될 수 있습니다. 하지만 무엇이든 과하면 부족한 만 못한 법, 일광욕을 너무 심하게 하면 피부가 화상을 입을 수 있습니다. 뜨거운 물이나 열원에 직접 덴 화상과 달리 일광 화상은 바로 알아채기가 어렵습니다. 대개 강한 자외선에 오래 노출된 뒤 5시간쯤 지나서야 피부가 슬슬 가렵기 시작해서 약간의 통증과 함께 붉게 달아오르고, 심하면 물집이 생깁니다. 이 정도면 1~2도 화상을 입은 것과 같습니다.

일광 화상을 예방하려면 야외 활동에 앞서 자외선 차단제를 꼼꼼히, 듬뿍 발라야 합니다. 2018년, 닐슨 시장 연구소의 발표에 따르면 독일인 한 사람당 평균 2년에 자외선 차단제 한 개를 사용한다고 합니다. 유감스럽게도 이 정도 양으로는 자외선 차단제의 효과를 제대로 볼 수 없습니다. 자외선 차단제로 피부 보호 효과를 보려면 팔, 다리, 배, 등, 목을 포함한 얼굴 같은 각각의 신체 부위에 손목에서부터 손바닥을 가로질러 가운뎃손가락 끝에 이르는 길이 정도로 선크림을 짜서 골고루 발라야 합니다. 더불어 피부과 의사들은 한낮의 햇볕을 되도록 피하라고 권고합니다. 특히 여름철 오전 11시부터 오후 3~4시까지는 야외 활동을 자제하는 것이 좋습니다. 어떤 사람은 가무잡잡하게 태운 피부가 건강해 보인다며 기계를 이용해 일부러 피부를 태우기도 하는데, 이 역시 강한 햇볕에 노출된 것만큼이나 피부에 해롭습니다.

자외선 차단제 용어 풀이

• UVA: UV는 자외선을 뜻하는 영어 단어 ultraviolet에서 U와 V를 취한 것으로, 말 그대로 자외선을 뜻합니다. 그리고 자외선은 파장에 따라 세 종류로 구분해 각각 UVA, UVB, UVC로 표기합니다. 그중 UVA는 파장이 길고 지표면에 도달하는 양이 가장 많으며, 피부 깊숙이 침투해 멜라닌 색소 생성을 자극합니다. 그래서 UVA에 노출되면 피부가 검어지고 피부 노화가 빨라집니다.

• UVB: UVA보다 파장이 짧고 지표면에 도달하는 양도 적지만, 에너지가 강해서 일광 화상의 원인이 되며, 장기적으로는 피부암을 유발할 수 있습니다.

• UVC: 자외선 차단제와는 별 상관없는 용어지만, 자외

선의 한 종류이니 간단히 언급하고 지나가겠습니다. UVC는 오존층에서 대부분 흡수되고 지표면에 도달하는 양은 적어서 피부에 크게 영향을 주지 않습니다. 살균력이 강해서 자외선 살균기에 주로 이용합니다.

- PA: 피부에 영향을 미치는 자외선은 주로 UVA와 UVB이므로, 자외선 차단제 역시 이 두 자외선을 차단하는 것을 목표로 합니다. PA는 UVA를 차단하는 효과를 나타내는 것으로, PA 옆에 + 기호가 많을수록 효과가 높습니다. + 기호가 한 개씩 늘어날 때마다 차단력이 2배씩 증가합니다. 즉, PA+는 자외선 차단제를 바르지 않았을 때보다 2배로 자외선을 차단해 주며, PA++++는 자외선 차단제를 바르지 않았을 때보다 16배 더 자외선을 차단해 준다는 뜻입니다.
- SPF: UVB 차단 효과를 나타내는 것으로 SPF 옆에 적힌 수가 클수록 차단율이 높습니다. 이론적으로 계산해 보면 SPF 50은 1-1/50=0.98, 즉 차단율이 98%라는 뜻입니다.

일광 화상을 입었다면 무엇보다 먼저 열을 식혀야 합니다. 얼음이나 아이스팩처럼 너무 찬 것을 피부에 대는 방법보다는 젖은 수건으로 열기를 식히는 편이 좋습니다.

일광 화상: 상비약으로 해결할까, 병원에 갈까?

장시간 햇볕에 노출 후 피부 붉어짐, 물집, 가려움증

- 물집이 심하게 올라오고 피부가 부어오른다.
- 햇볕에 탄 부위가 넓다.
- 메스꺼움, 구토, 두통 증상이 있다.
- 하루 이틀 지나도 증상이 호전되지 않는다.
- 신생아나 유아가 일광 화상을 입었다.

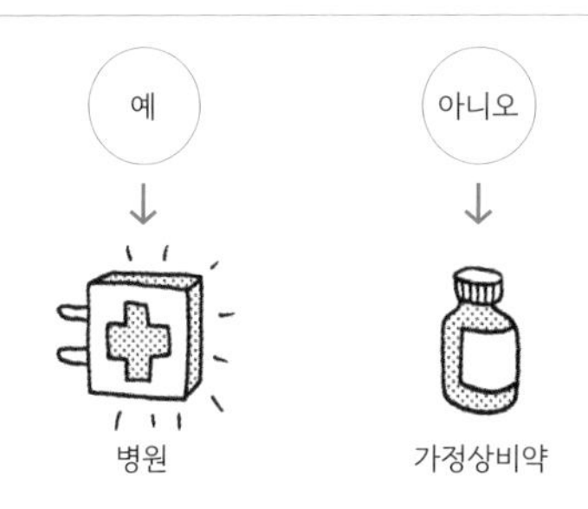

폴리도카놀(polidocanol)

열을 식히는 응급 처치를 한 다음에는 피부를 시원하게 하는 젤을 발라도 좋습니다. 폴리도카놀 젤은 부작용이나 상호작용이 없는 약물로, 가벼운 부분 마취 효과와 가려움을 완화하는 효과를 냅니다.

히드로코르티손(hydrocortisone)

화상 부위가 넓지 않을 때는 히드로코르티손을 함유한 크림을 발라도 됩니다. 코르티손 제제를 과다 사용하면 부작용이 나타날 수 있지만, 국소 부위에 적정 용량을 사용했을 때는 부작용을 걱정하지 않아도 괜찮습니다.

사용 대상	• 6세 이상
금기 대상	• 6세 미만, 임산부, 수유부는 의사와 상의해야 합니다.
상호 작용	• 아직 이렇다 할 상호 작용 보고가 없습니다.
부작용	• 사용 설명서의 지시에 따라 적당량을 사용하면 부작용이 없습니다.
용량	• (히드로코르티손 0.5% 함유 크림) 일광 화상 부위에 1일 2~3회 얇게 펴 바릅니다. 증상이 좀 나아지면 1일 1회로 줄입니다. • 의사와 상의 없이 2주 이상 사용하면 안 됩니다.
약효 속도	• 불편함을 느끼는 정도에 따라 개인차가 큽니다.

주의 사항

일반적인 상처 치료용 연고는 지방 함량이 높아서 가뜩이나 과열된 피부에서 열이 빠져나가지 못하고 정체될 수 있으므로 일광 화상에는 적합하지 않습니다.

두통이 심하다면

일광 화상과 더불어 두통이 있을 때 아세틸살리실산, 이부프로펜, 아세트아미노펜 같은 진통제를 복용해도 됩니다.

화상

화상은 응급 처치가 무엇보다 중요한 사고입니다. 항간에는 코코넛 오일이 화상에 좋다는 소문이 떠도는데, 기름의 지방 성분이 피부에 열을 쌓이게 하므로 절대로 바르면 안 됩니다. 조직 손상을 최소화하려면 열을 식혀야 합니다. 단, 얼음이나 아이스팩 따위는 지나치게 차가워서 피부에 대면 혈관이 수축하고, 혈액 순환이 제대로 되지 않아 더 크게 손상을 입을 수 있습니다. 너무 찬 것보다는 시원하다고 느낄 정도가 적당합니다. 20~30℃쯤 되는 흐르는 물에 10분 정도 상처를 식히세요.

화상은 피부 손상 정도에 따라 4단계로 구분합니다. 어떤 조치를 해야 할지 가늠하기 위해서는 화상 등급과 면적을 파악해야 합니다.

화상 등급

• 1도: 화상 부위가 붉어지고 약간 부풀어 오르며 통증이 있습니다. 표피층만 손상됐으므로 무난하게 회복됩니다.

• 2도: 통증이 좀 더 심하고 물집이 생깁니다. 피부 중간층인 진피층까지 손상됐습니다.

• 3도: 화상 부위에 어두운색 또는 흰색 얼룩이 생깁니다. 피부가 심하게 손상됐다는 뜻으로, 표피와 진피는 물론 가장 아래쪽의 피하 조직까지 손상된 상태입니다. 신경 말단 부분까지 많이 파괴된 상태여서 화상이 아주 심해도 통증이 비례해서 커지지 않습니다. 이쯤 되면 예후가 좋지 않습니다.

• 4도: 모든 피부층과 그 아래 근육까지 손상된 상태로, 피부가 새까맣게 타 버렸고 통증은 느껴지지 않습니다.

화상 면적

성인은 피부 면적의 10% 정도, 어린이는 5% 정도에 2도 화상을 입으면 생명을 위협하는 쇼크가 올 수 있습니다. 손바닥을 이용하면 화상 면적을 빠르게 파악할 수 있습니다. 손가락을 쫙 편 상태의 손바닥 면적은 신체 표면의 1%에 해당합니다. 만약 화상을 입은 면적이 다섯 손바닥 정도라면

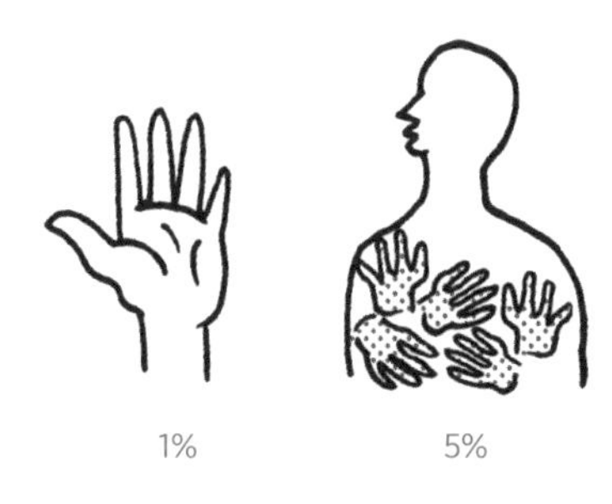

손바닥을 이용해 화상 면적을 파악할 수 있다.

화상: 상비약으로 해결할까, 병원에 갈까?

신체 표면의 10% 이하에 국한된 화상

- 화상 등급 2도 이상
- 화상 상처에 옷이 달라붙었다.
- 신생아나 유아가 화상을 입었다.
- 화상 면적이 10%(어린이는 5%)를 넘는다.

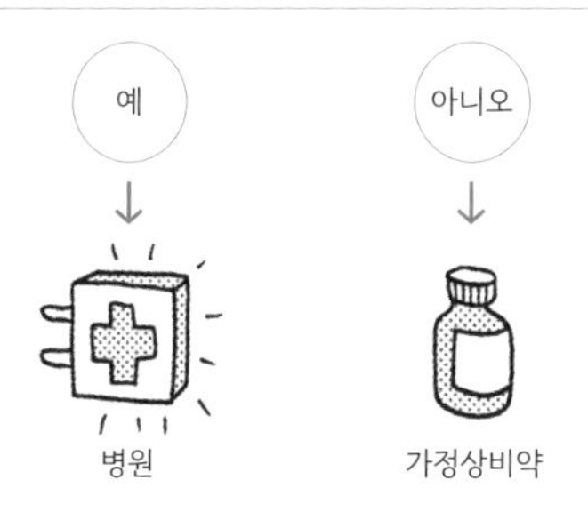

5%, 열 손바닥 정도라면 화상 면적 10%라고 보면 됩니다.

화상 연고

환부를 식힌 다음 화상 연고를 바릅니다. 약국에 가면 처방전 없이 구매할 수 있는 화상 연고가 여러 종류 있습니다. 일광 화상에서 소개한 약품을 참조해도 됩니다. 밴드를 붙여 상처 부위를 보호하고 싶다면 화상용 밴드를 사용하세요.

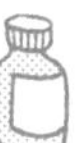

5

가정상비약 체크 리스트

다시 한번 말하지만, 모든 사람에게 딱 들어맞는 가정상비약 목록은 없습니다. 저마다 자신의 몸 상태와 환경에 맞춰 필요한 약품을 표시해 보세요.

통증과 열

☐ 이부프로펜

☐ 아세틸살리실산

□ 아세트아미노펜

□ 디클로페낙: 알약 / 연고

감기

□ 암브록솔: 트로키제

□ 비강 스프레이

□ 덱스트로메토르판

□ 시네올

위장 문제

□ 알긴산

□ 오메프라졸

□ 디멘히드리네이트 또는 디펜히드라민

□ 생강 제제

□ 전해질 분말

□ 라세카도트릴

□ 로페라미드

가려움증, 알레르기, 일광 화상

- □ 세티리진
- □ 히드로코르티손 크림
- □ 화상 연고, 상처 연고

상처 관리

- □ 멸균 붕대
- □ 멸균 압박 붕대
- □ 화상용 밴드
- □ 다양한 크기의 일회용 밴드
- □ 소독약

그 밖에 필요한 것

- □ 손 소독제
- □ 일회용 장갑
- □ 냉찜질 겸용 압박 붕대
- □ 온찜질 용품
- □ 체온계
- □ 진드기 제거 용품

찾아보기

제형

성분명

생약과 민간요법

약에 관한 용어

궁금증을 풀고
불안감을 떨치는
약의 과학

1판 1쇄 펴냄 2021년 5월 25일
1판 5쇄 펴냄 2024년 5월 10일

지은이 | 크리스티네 기터
옮긴이 | 유영미

펴낸이 | 박미경
펴낸곳 | 초사흘달
출판신고 | 2018년 8월 3일 제382-2018-000015호
주소 | (11624) 경기도 의정부시 의정로40번길 12, 103-702호
이메일 | 3rdmoonbook@naver.com
네이버포스트, 인스타그램, 페이스북 | @3rdmoonbook

ISBN 979-11-968372-6-6 03510